药物合理应用

王　伟◎编著

汕头大学出版社

图书在版编目（CIP）数据

药物合理应用 / 王伟编著. -- 汕头 ：汕头大学出
版社，2021.7
　　ISBN 978-7-5658-4367-9

　　Ⅰ．①药… Ⅱ．①王… Ⅲ．①药理学 Ⅳ．①R96

中国版本图书馆CIP数据核字(2021)第137170号

药物合理应用

YAOWU HELI YINGYONG

编　　著：王　伟
责任编辑：李金龙
责任技编：黄东生
封面设计：孙瑶都
出版发行：汕头大学出版社
　　　　　广东省汕头市大学路 243 号汕头大学校园内　　邮政编码：515063
电　　话：0754-82904613
印　　刷：三河市嵩川印刷有限公司
开　　本：710 mm×1000 mm　1/16
印　　张：8.25
字　　数：197 千字
版　　次：2021 年 7 月第 1 版
印　　次：2022 年 1 月第 1 次印刷
定　　价：98.00 元
ISBN 978-7-5658-4367-9

近年来,随着现代医学科学技术的进步与社会经济文化的发展,我国在临床药物研究方面取得了极大的发展与进步。药理学是属于医学及生物学的一门重要学科,研究药物与生物机体的相互作用,用于指导临床用药,并对疾病进行有效防治。为提高治疗效果,更加规范及合理地应用药物,特编撰了本书。

本书主要包括药物的药理基础及临床应用,详细介绍了药理学基础、特殊人群用药指导、抗生素类药物、抗肿瘤药物、解毒药及皮肤科用药等临床常用药物的药理作用及合理用药。本书紧贴临床实际,注重系统性、实践性的有机结合,科学性及实用性强,可供临床药学工作者的临床用药提供参考。

鉴于本书编者时间精力有限,书中难免存在疏漏及不足之处,敬请广大读者能够提出宝贵的意见与建议,便于修正完善。

编 者

CONTENTS 目录

第一章 药理学基础

第一节 药理学概述

一、药理学的性质与任务

药理学的英文 pharmacology 一词,由希腊文字 pharmakon(药物、毒物)和 logos(道理)缩合演变而成。顾名思义,药理学就是研究药物与机体相互作用及其作用规律的学科,其研究的主体是药物。

药物指能改变或查明机体生理功能和病理状态,用于预防、诊断、治疗疾病的物质。

(一)药品与药物的区别

药品是指经过国家药品监督部门审批,允许其生产销售的药物,即已获得商品属性的药物,不包括上市前正在进行临床试验的药物。而药物不一定经过审批,也不一定市面上有售。《中华人民共和国药品管理法》第二条关于药品的定义:药品是指用于预防、治疗、诊断人的疾病,有目的地调节人的生理功能并规定有适应证或者功能主治、用法和用量的物质,包括中药、化学药和生物制品。

(二)药物与毒物

在一定条件下,较小剂量就能够对生物体产生毒性作用或使生物体出现异常反应的化学物质称为毒物。毒物的概念是相对的,药物与毒物难以严格区分,任何药物剂量过大或用药时间过长都可能产生毒性反应。毒理学是研究外源性化学物质及物理和生物因素对机体的有害作用及作用机制的应用学科,也属于药理学范畴。

(三)药理学的学科任务

其任务是:为阐明药物作用机制、改善药物质量、提高药物疗效、开发新药、发现药物新用途并为探索细胞生理生化及病理过程提供实验和理论依据;在正确用药、提高药物防病治病效果、促进医药学发展及协同其他生物学科阐明生命活动基本规律等方面,具有重要的作用;在药理学科学的理论指导下进行临床实践,在实验研究的基础上丰富药理学理论。药理学既是基础医学与临床医学的桥梁学科,也是医学与药学之间的桥梁学科。

(四)药理学与临床药理学

近年来逐渐发展而设立的临床药理学是以临床患者为研究和服务对象的应用科学,其任务是将药理学基本理论转化为临床用药技术,即将药理效应转化为实际疗效,是基础药理学的后继部分。

二、药理学的研究方法与内容

药理学的研究方法是实验性的,即在严格控制的条件下观察药物对机体或病原体的作用规律并分析其客观作用原理。药物的研究和应用除了要尊重科学规律,还要依照法律、法规和相关指导原则的规定,以保障人们的生命健康。

药理学研究内容:不仅要阐明药物对人体与病原体的作用和作用机制;而且要研究人体与病原体对药物的反作用(药物的体内过程),前者属于药物效应动力学的范畴,后者属于药物代谢动力学的范畴。

第二节　药物效应动力学

药物效应动力学,简称药效学,是研究药物对机体的作用及作用机制,以阐明药物防治疾病规律的学说。

一、药物的基本作用

(一)药物作用与药理效应

药物作用是药物对机体的初始作用,是动因。药理效应是药物作用的结果,是机体反应的表现。由于二者意义接近,通常并不严加区别。但当二者并用时,应体现先后顺序。

药理作用改变机体器官原有功能水平,功能提高称为兴奋,功能降低称为抑制。例如,肾上腺素升高血压、呋塞米增加尿量均属兴奋;阿司匹林退热以及吗啡镇痛均属抑制。

多数药物通过化学反应产生药理效应。这种化学反应的专一性使药物的作用具有特异性。例如,阿托品特异性地阻断 M-胆碱受体,而对其他受体影响不大。药物作用特异性取决于药物的化学结构,这就是构效关系。

药物的作用还有其选择性,即在一定的剂量下,药物对不同的组织器官作用的差异性。有些药物可影响机体的多种功能,有些药物只影响机体的某一种功能,前者选择性低,后者选择性高。药物作用特异性强并不一定引起选择性高的药理效应,即二者不一定平行。例如,阿托品特异性地阻断 M-胆碱受体,但其药理效应选择性并不高,对心脏、血管、平滑肌、腺体及中枢神经系统都有影响,而且有的兴奋、有的抑制。作用特异性强及(或)效应选择性高的药物应用时针对性较好。反之,效应广泛的药物不良反应较多。但选择性低的药物在多种病因或诊断未明时也有其方便之处,如广谱抗生素、广谱抗心律失常药等。选择性的基础有以下几方面:药物在体内的分布不均匀、机体组织细胞的结构不同、生化功能存在差异等。

(二)治疗作用与不良反应

1. 治疗作用

治疗作用,也称疗效,是指药物作用的结果有利于改变患者的生理、生化功能或病理过程,使患病的机体恢复正常。

(1)对因治疗:用药目的在于消除原发致病因子,彻底治愈疾病,称为对因治疗,如用抗生素杀灭体内致病菌。

(2)对症治疗:用药目的在于改善疾病症状,称为对症治疗。对症治疗不能根除病因,但对病因未明暂时无法根治的疾病却必不可少。对某些重危急症如休克、惊厥、心力衰竭、心跳或呼吸暂停等,对症治疗可能比对因治疗更为迫切。有时严重的症状可以作为二级病因,使疾病进一步恶化,如高热引起惊厥、剧痛引起休克等。此时的对症治疗(如退热或止痛)对惊厥或休克而言,又可看成对因治疗。

祖国医学提倡"急则治其标,缓则治其本""标本兼治",这些是临床实践应遵循的原则。

2. 不良反应

不良反应(ADR)指与用药目的无关并给患者带来不适或痛苦的反应。多数不良反应是药物固有的效应,在一般情况下可以预知,但不一定能够避免。少数较严重的不良反应较难恢复,称为药源性疾病,例如链霉素引起的神经性耳聋,肼屈嗪引起的红斑性狼疮等。

药物的不良反应主要有以下几类。

(1)不良反应:指治疗剂量出现的不良反应,是由于药物作用选择性低,药理效应涉及多个器官,当某一效应用作治疗目的时,其他效应就成为不良反应。例如,阿托品用于治疗胃肠痉挛时,往往引起口干、心悸、便秘等不良反应。不良反应是药物本身固有的作用,多数较轻微并可以预料。

(2)毒性反应:指在剂量过大或药物在体内蓄积过多时发生的危害性反应,一般比较严重。毒性反应一般可以预知,应该避免发生。短期内过量用药引起的毒性称急性毒性反应,多损害循环、呼吸及神经系统功能。长期用药时由于药物在体内蓄积而逐渐发生的毒性称为慢性毒性,多损害肝、肾、骨髓、内分泌等功能。致癌、致畸胎和致突变反应也属于慢性毒性范畴。

(3)后遗效应:指在停药后,血药浓度已降至阈浓度以下时残存的药理效应。例如服用巴比妥类催眠药后,次晨出现的乏力、困倦等现象。

(4)停药反应:指患者长期应用某种药物,突然停药后出现原有疾病加剧的现象,又称回跃反应。例如长期服用可乐定降血压,突然停药,次日血压明显升高。

(5)继发反应:指继发于药物治疗作用之后的不良反应,是治疗剂量下治疗作用本身带来的间接结果。例如,长期应用广谱抗生素,使敏感细菌被杀灭,而耐药葡萄球菌或真菌大量繁殖,造成二重感染。

(6)变态反应:指药物引起的免疫反应。非肽类药物作为半抗原与机体蛋白结合为抗原后,经过接触10d左右的敏感化过程而发生的反应,也称变态反应。常见于过敏体质患者。反应性质与药物原有效应无关,用药理性拮抗药解救无效。反应的严重程度差异很大,多与剂量无明显关系,从轻微的皮疹、发热至造血系统抑制、肝肾功能损害、休克等。停药后反应逐渐消失,再用时可能再发。致敏物质可能是药物本身,也可能是其代谢物,亦可能是制剂中的杂质。临床用药前虽常做皮肤过敏试验,但仍有少数假阳性或假阴性反应。由此可见,这是一类非常复杂的药物反应。

(7)特异质反应:少数特异体质患者对某些药物反应特别敏感,反应性质也可能与常人不同,但与药物固有的药理作用基本一致,反应严重程度与剂量成比例,药理性拮抗药救治可能有效。这种反应不是免疫反应,故不需预先敏化过程。现已知道特异质反应是一类先天遗传异常所致的反应。例如,先天性葡萄糖6-磷酸脱氢酶(G6-PD)缺乏的患者服用伯氨喹后,容易发生急性溶血性贫血和高铁血红蛋白血症。

(8)依赖性:是在长期应用某种药物后所造成的一种强迫要求连续或定期使用该药的行为或其他反应,其目的是感受药物的精神效应或避免由于停药造成身体不适。依赖性可分为生理依赖性和精神依赖性。生理依赖性又称躯体依赖性,是指中枢神经系统对长期使用的药物所产生的一种身体适应状态。一旦停药,将发生一系列生理功能紊乱,称为戒断综合征。精神依赖性是指多次用药后使人产生欣快感,导致用药者在精神上对所用药物有一种渴求连续不断使用的强烈欲望,继而引发强迫用药行为,以获得满足和避免不适感。

（三）量效关系

在一定范围内药物的剂量(或浓度)增加或减少时,药物的效应随之增强或减弱,药物的这种剂量(或浓度)与效应之间的关系称为量效关系。以药理效应的强度为纵坐标,药物剂量(或浓度)为横坐标即得量效曲线或浓度-效应曲线,并以此反映量效关系。

药理效应按性质可分为量反应和质反应两种。效应的强弱呈连续增减的变化,可用具体数量或最大反应的百分率表示者称为量反应,例如血压的升降、平滑肌的舒缩等,其研究对象为单一的生物单位。以药物的剂量(整体动物实验)或浓度(体外试验)为横坐标,以效应强度为纵坐标作图,可获得直方双曲线;如将药物浓度改用对数值作图则呈典型的对称 S 形曲线,这就是通常所称量反应的量-效曲线。

阈剂量或最低有效浓度即引起效应的最小药物剂量或最小药物浓度,亦称阈剂量或阈浓度。

最大效应(Emax)即随着剂量或浓度的增加,效应也增加,当效应增加到一定程度后,若继续增加药物浓度或剂量而其效应不再继续增强,这一药理效应的极限称为最大效应,也称效能。

半最大效应浓度(EC_{50})是指能引起 50% 最大效应的浓度。

效价强度指能引起等效反应(一般采用 50% 效应)的相对浓度或剂量,其值越小则强度越大。药物的最大效应与效价强度含意不同,二者并不平行。例如,利尿药以每日排钠量为效应指标进行比较,氢氯噻嗪的效价强度大于呋塞米,而后者的最大效应大于前者。药物的最大效应值有较大实际意义,不区分最大效应与效价强度只论某药较另药强若干倍易产生歧义。

如果药理效应不随着药物剂量或浓度的增减呈连续性量的变化,而表现为性质的变化,则称为质反应。质反应以阳性或阴性、全或无的方式表现,如死亡与生存、惊厥与不惊厥等,其研究对象为一个群体。在实际工作中,常将实验动物按用药剂量分组,以阳性反应百分率为纵坐标,以剂量或浓度为横坐标作图,也可得到与量反应相似的曲线。如果按照药物浓度或剂量的区段出现阳性反应频率作图得到呈常态分布曲线。如果按照剂量增加的累计阳性反应百分率作图,则可得到典型的 S 型量效曲线。

（四）构效关系

药物的化学结构与药理活性或毒性之间的关系称为构效关系(SAR),是药物化学的主要研究内容之一。药物化学结构的改变,包括其基本骨架、侧链长短、立体异构(手性药物)、几何异构(顺式或反式)的改变均可影响药物的理化性质,进而影响药物的体内过程、药效乃至毒性。了解药物的构效关系不仅有利于深入认识药物的作用,指导临床合理用药,而且在定向设计药物结构,研制开发新药方面都有重要意义。

20 世纪 60 年代发展的定量构效关系(QSAR),是一种借助分子的理化性质参数或结构参数,以数学和统计学手段定量研究有机小分子与生物大分子相互作用,以及有机小分子在生物体内吸收、分布、代谢、排泄等生理相关性质的方法。这种方法广泛应用于药物、农药、化学毒剂等生物活性分子的合理设计,在早期的药物设计中,定量构效关系方法占据主导地位。

90 年代以来,随着计算机计算能力的提高和众多生物大分子三维结构的准确测定,人们运用分子形状分析(MSA)、距离几何(DG)、比较分子力场分析(CoMFA)、比较分子相似性指数分析(CoMSIA)等方法,分析药物分子三维结构与受体作用的相互关系,深入地揭示了药物与受体相互作用的机制。基于分子结构的三维定量构效关系(3D-QSAR)逐渐取代了定量构效关系在药物设计领域的主导地位,至今已成为计算机辅助药物设计的基本手段与分析方法。

二、药物作用的靶点

药物的作用机制研究药物如何对机体发挥作用。大多数药物的作用是由于药物与机体生物大分子之间的相互作用,从而引起机体生理、生化功能的改变。机体的每一个细胞都有其复杂的生命活动过程,而药物的作用又几乎涉及与生命代谢活动过程有关的所有环节,因此药物的作用机制十分复杂。药物与机体生物大分子的结合部位就是药物作用的靶点。已知的药物作用靶点涉及受体、酶、离子通道、转运体、免疫系统、基因等。此外,有些药物通过其理化作用(如抗酸药)或补充机体所缺乏的物质而发挥作用。现有药物中,超过 50% 的药物以受体为作用靶点,受体成为最主要和最重要的作用靶点;超过 20% 的药物以酶为作用靶点,特别是酶抑制剂,在临床用药中具有特殊地位;6% 左右的药物以离子通道为作用靶点;以核酸为作用靶点的药物仅占 3%;其余近 20% 药物的作用靶点有待进一步研究。

（一）酶

酶是由机体细胞产生的具有催化活性和高度专一性的特殊蛋白质。由于酶参与一些疾病的发病过程,在酶催化下产生一些病理反应介质或调控因子,因此酶成为一类重要的药物作用靶点。药物以酶为作用靶点,对酶产生抑制、诱导、激活或复活作用。此类药物多为酶抑制剂,全球销量排名前 20 位的药物,有 50% 是酶抑制剂。例如,奥美拉唑通过抑制胃黏膜的 H^+-K^+-ATP 酶,抑制胃酸分泌;喹诺酮类抑制 DNA 回旋酶,影响 DNA 的合成而发挥杀菌作用;卡托普利抑制血管紧张素 I 转换酶;西咪替丁抑制肝药酶。苯巴比妥诱导肝药酶;解磷定使被有机磷酸酯类所抑制的胆碱酯酶复活等。还有些药物本身就是酶,例如胃蛋白酶、胰蛋白酶。也有些药物是酶的底物,需经转化后发挥作用。例如左旋多巴通过血脑屏障后,在纹状体中被多巴脱羧酶所代谢,代谢产物多巴胺发挥补充中枢递质的作用。磺胺类通过与对氨苯甲酸竞争二氢叶酸合成酶,妨碍二氢叶酸的合成,抑制细菌体内叶酸的代谢而干扰核酸的合成。

（二）离子通道

离子通道由肽链经多次往返跨膜形成的亚基组成。主要的离子通道有 Ca^{2+}、K^+、Na^+ 及 Cl^- 通道,调节细胞膜内外无机离子的分布,这些通道目前均已被克隆。通道的开放或关闭影响细胞内外无机离子的转运,能迅速改变细胞功能,引起神经兴奋、心血管收缩或腺体分泌。有些药物通过激活受体调控离子通道,例如激活 N 胆碱受体可引起 Na^+ 通道开放,激活 GABA 受体可引起 Cl^- 通道开放,激活 α 肾上腺素受体可引起 Ca^{2+} 通道开放等。有些离子通道就是药物的直接作用靶点,药物通过改变离子通道的构象使通道开放或关闭。例如阿米洛

利阻断肾小管 Na^+ 通道,硝苯地平阻断 Ca^{2+} 通道,吡那地尔激活血管平滑肌 K^+ 通道等。

（三）转运体

转运体是存在于细胞膜上的蛋白质成分,能促进内源性递质或代谢产物的转运过程。转运体是细胞内外物质转运的分子基础,包括离子转运体、神经递质转运体、营养物质（如氨基酸、葡萄糖等）转运体以及外来物质转运体。有些药物可通过对某种转运体的抑制作用而产生效应,例如丙磺舒竞争性抑制肾小管对弱酸性代谢物的主动转运,抑制原尿中尿酸再吸收,用于痛风的防治。再如,利尿药呋塞米及氢氯噻嗪抑制肾小管对 Na^+、K^+ 及 Cl^- 再吸收而发挥的利尿作用,可卡因及三环抗抑郁药抑制交感神经末梢对去甲肾上腺素再摄取引起的拟交感作用,都是通过作用于转运体产生效应。

药物转运是机体对药物处置的重要环节。药物转运本质上属于外来物质转运体,是机体内物质转运系统的组成部分。药物转运体在药物吸收、分布、代谢、排泄等体内过程中起非常重要的作用,是影响药物效应以及产生药物相互作用的重要因素。根据药物的转运方式,药物转运体分为外排和摄取性两种。前者主要包括以多药耐药基因（MDR1）为代表的 ABC 转运体,又名（P-gp）;后者主要包括以有机阴离子转运多肽 1B1（OATP1B1）为代表的有机阴离子转运蛋白。近年来,对药物转运体的了解逐步深入,成为药理学研究中不可忽视的一个组成部分。

（四）免疫系统

正常免疫应答反应在抗感染、抗肿瘤及抗器官移植排斥方面具有重要意义。影响免疫功能的药物是通过影响免疫反应的一个或多个环节而发挥免疫抑制或免疫增强作用。某些药物本身就是免疫系统中的抗体（如丙种球蛋白）或抗原（疫苗）。免疫抑制剂如环孢素,可用于器官移植和治疗其他药物无效的难治性自身免疫性疾病。免疫增强剂多作为辅助治疗药物,用于免疫缺陷疾病如艾滋病、慢性感染及恶性肿瘤等。

（五）基因

现代遗传学家认为,基因是 DNA 分子上具有遗传效应的特定核苷酸序列的总称,是具有遗传效应的 DNA 分子片段。近年来,随着基因研究的深入,人类基因组计划的实施,某些疾病的相关基因陆续被找到。基因治疗是指通过基因转移方式将正常基因或其他有功能的基因导入体内,并使之表达以获得疗效。1990 年人类历史上首次成功地进行了腺苷脱氨酶（ADA）缺陷患儿的人体基因治疗试验,掀起了人类医学上的一次革命。迄今全世界已批准了近 600 项基因治疗临床试验。例如囊性纤维化（CF）是常染色体隐性遗传病,其基因定位在 7q22.3—q23.1。患者受损细胞的氯离子转运异常,以肺部受累为多见。临床试验方案一般采用腺病毒和阳离子脂质体为载体,将编码 CF 跨膜导电调节因子（CFTR）基因导入患者呼吸道上皮细胞,治疗后基因转移部位的氯离子转运缺陷可获得纠正。

与基因治疗不同,基因工程药物是指应用基因工程技术生产的药品,这类药物是将目的基因与载体分子组成重组 DNA 分子后转移到新的宿主细胞系统,并使目的基因在新的宿主细胞系统内进行表达,然后对基因表达产物进行分离、纯化和鉴定,大规模生产目的基因的表达产物。已应用的产品有人胰岛素、人生长素、干扰素类、组织纤溶酶原激活剂、重组链激酶、白介素类、促红细胞生成素等。

核酸类药物是指在核酸水平（DNA 和 RNA）上发挥作用的药物。干扰或阻断细菌、病毒和肿瘤细胞的核酸合成,就能有效地杀灭或抑制细菌、病毒和肿瘤细胞。以核酸为作用靶点的药物主要包括如利福平、利福定和利福喷汀等利福霉素类抗生素,作用机制是影响 RNA 的合成;抗病毒药阿昔洛韦、阿糖腺苷、齐多夫定等,作用机制是干扰 DNA 的合成;喹诺酮类抗菌药如环丙沙星、氧氟沙星、左氧氟沙星等,作用机制是阻断 DNA 合成;抗肿瘤药如环磷酰胺、甲氨蝶呤、丝裂霉素等,作用机制是破坏 DNA 的结构和功能等。此外,核酸类药物还包括反义核酸药物(反义 DNA、反义 RNA 及核酶)以及 DNA 疫苗等。反义 RNA 是指体外合成的寡核苷酸,它能与 mRNA 互补,从而抑制与疾病发生直接相关的基因表达。反义 RNA 只阻断靶基因的翻译表达,具有特异性强、操作简单的特点,可用于治疗由于基因突变或过度表达导致的恶性肿瘤以及严重感染性疾病。

（六）其他

有些药物通过简单的物理化学作用,如酸碱反应、渗透压改变、氧化还原(自由基清除)等改变机体内环境。还有些药物补充机体所缺乏的物质,如维生素、微量元素等。

三、受体

受体的概念是 Langley 和 Ehrlich 于 19 世纪末和 20 世纪初在实验研究的基础上提出的。当时,Ehrlich 发现一系列合成有机化合物的杀灭寄生虫作用和引起的毒性反应有高度的特异性。Langley 根据阿托品和毛果芸香碱对猫唾液分泌具有拮抗作用这一现象,提出在神经末梢或腺细胞中可能存在一种能与药物结合的物质。1905 年他在观察烟碱与箭毒对骨骼肌的兴奋和抑制作用时,认为二药既不影响神经传导,也不作用于骨骼肌细胞,而是作用于神经与效应器之间的某种物质,并将这种物质称为接受物质。1908 年 Ehrlich 首先提出受体概念,指出药物必须与受体进行可逆性或非可逆性结合,方可产生作用;同时也提出了受体应具有两个基本特点:其一是具有特异性识别与之相结合的配体或药物的能力,其二是药物-受体复合物可引起生物效应,即类似锁与钥匙的特异性关系。

随着对受体研究的不断深入,人们对受体的生物学特性有了进一步的认识,现认为受体是一类介导细胞信号转导的功能蛋白质,能识别周围环境中某种微量化学物质。首先与之结合,并通过中介的信息放大系统,触发后续的生理反应或药理效应。体内能与受体特异性结合的物质称为配体,也称第一信使。受体对相应的配体有极高的识别能力,受体均有相应的内源性配体,如神经递质、激素、自体活性物质等。配体与受体大分子中的一小部分结合,该部位叫作结合位点或受点。受体具有如下特性。

（一）灵敏性

受体只需与很低浓度的配体结合就能产生显著的效应。

（二）特异性

引起某一类型受体兴奋反应的配体的化学结构非常相似,但不同光学异构体的反应可以完全不同。同一类型的激动药与同一类型的受体结合时产生的效应类似。

（三）饱和性

受体数目是一定的,因此配体与受体结合的剂量反应曲线具有饱和性,作用于同一受体的配体之间存在竞争现象。

（四）可逆性

配体与受体的结合是可逆的,配体与受体复合物可以解离,解离后可得到原来的配体而非代谢物。

（五）多样性

同一受体可广泛分布到不同的细胞而产生不同效应,受体多样性是受体亚型分类的基础,受体受生理、病理及药理因素调节,经常处于动态变化之中。

由于受体参与机体的各种生理和病理过程,是药物作用的主要靶点之一。近年来随着分子生物学技术在药理学领域中的渗透,尤其是人类基因组计划的进行,新的受体及其亚型不断被发现,这些新受体亚型的功能及其在疾病发展过程中的作用逐渐被阐明。国际上一些大制药公司为开发新药,竞相投资于以这些克隆受体亚型为靶点的药物筛选,成为推动受体药物筛选发展的主要力量。

第三节　药物代谢动力学

药物代谢动力学是近30年迅速发展起来的一门新学科。“药物代谢动力学”中“代谢”二字是广义的,包括药物在体内的吸收、分布、代谢（生物转化）与排泄,而非狭义地指药物在体内生物转化的动力学。药物代谢动力学对于药理学、临床药学、药效学、药物设计及生物药剂学等研究都具有重要指导意义,如可根据药物的药代动力学特征,设计新药、改进药物剂型以提高其吸收或延长其作用持续时间,优选给药方案以发挥其最大疗效或减少其毒性反应和副作用等。

一、基本概念

药物代谢动力学应用动力学原理与数学模型,定量描述药物在生物体内吸收、分布、代谢和排泄过程随时间变化的动态规律,研究体内药物的存在位置、数量与时间之间的关系。药物代谢动力学从速度论的观点出发,研究体内药量的变化规律,通过数学公式表示药物在体内的位置（隔室）、数量（或浓度）与时间的关系。体内药物动力学研究,根据药物的移行（转运）速度与药物的量（或浓度）之间的关系,将转运速度分为零级速率（或零级动力学、非线性动力学）、一级速率（或一级动力学、线性动力学）等。

（一）线性与非线性动力学过程

1. 线性动力学

药物在机体内的生物转化、肾小管分泌以及胆汁排泄通常需要酶或载体系统参与,这些系统具有较高的专属性,且有一定的能力限度,即饱和。

药物在某部位的转运速率与该部位的药量或浓度的一次方成正比,即单位时间内转运恒定比例的药量,为一级消除动力学过程。常规治疗剂量范围内,多数药物的体内转运为简单扩散,属于一级速率过程,即线性动力学过程,其特点是药物体内动力学过程,可用线性微分方程描述。线性动力学分析基于以下三点假设。

（1）相对消除而言,药物分布过程迅速完成。

（2）药物消除（包括生物转化和排泄）可作为一级速率过程处理。

（3）药物吸收或可作一级速率过程处理,或因迅速完成而忽略不计。

若采用酶诱导剂使酶量增加(Vm 增加),那么,此消除过程的一级速度常数亦相应增加。事实上,通常所观察到的药物一级消除速度过程是表观一级动力学,因为对大多数药物,通常治疗方案和剂量所产生的血浓度比 km 小得多。

2. 非线性药物动力学

零级(非线性)动力学药物转运速度以恒定数量转运,即在一定时间内转运一定数量的药物,药物消除半衰期随剂量的增加而延长。

具有非线性药物动力学特性的药物,若以消除速率对血浓度 C 作图,可发现开始血药浓度很低时,消除速率随浓度呈线性上升,表现为一级动力学特点。血浓度 C 进一步增加,则消除速率以低于与浓度成比例的速度上升。最后,消除速率逐渐接近于 Vm,此时,消除速率不再增大,与浓度无关,即为零级动力学过程。

线性动力学与非线性动力学存在着原则的区别,但实际上两者又不易区分。非线性药物动力学过程只能用非线性微分方程描述;血浓度及 AUC 与给药剂量不成正比关系。一个非线性动力学的药物,可因试验设计,或受检验水平限制,而未能发现其非线性特征。识别非线性药物动力学的方法可归纳为以下三种。

(1)以若干不同剂量静脉注射某一药物,分别在不同时间测定血清或血浆药物浓度,然后各个浓度数据分别除以相应剂量,并对时间 t 作图。若所得曲线明显不重叠,则可以预测该药物存在非线性过程;或各个浓度-时间曲线下面积分别除以相应剂量,若所得各个比值明显不同,则可认为该药物存在非线性过程。

(2)将每个浓度-时间数据按线性模型处理,计算各动力学参数,若某些或所有的药代动力学参数明显随剂量不同而改变,则可认为存在非线性过程。

(3)动物静脉单次给药,测定不同时间、不同剂量的组织和血浓度,如果是线性动力学过程,则以组织浓度对相应的游离药物浓度作图,数据应呈直线分布,且通过零点。如果不呈直线分布,则存在非线性过程。

(二)房室模型

为了分析药物在体内运动(转运和转化)的动态规律,并以数学方程式加以表示,就需要建立一个模型模拟机体(动力学模型),故将机体视为一个系统,并将该系统内部按动力学特点分为若干房室(隔室),也就是说,机体模型由若干房室组成,房室是模型的组成单位,是动力学上彼此可以区分的药物"储存处"。

Teorell 首次应用多室模型模拟体内药物分布的动态过程。模型中的两个房室由代表血管内腔的中央室及代表非代谢组织的外周室组成。房室的划分主要是根据药物在体内转运速率不同而概括为不同的房室,解剖学上大体并不存在这种房室。机体解剖位置上不同的各组织器官,只要药物在其间的转运速率相同,则被归纳成为一个房室。然而,房室概念又与体内各组织器官的解剖生理学特性(如血流量、膜通透性等)有一定联系。

通常根据药物代谢动力学特性,将房室数目分作一室(单室)、二室乃至多室模型。一室模型指给药后药物一经进入血液循环,即均匀分布至全身,因而把整个机体视为一个房室。二室模型将身体分为二个房室,即中央室与周边(外周)室。中央室是药物首先进入的区域,除血浆外通常还有细胞外液及心、肝、肾、脑等血管丰富、血流畅通的组织。药物可在数分钟内分布到整个中央室,血浆浓度和这些组织浓度可迅速达到平衡,并维持平衡状态。周边室一般是血管稀少、血流缓慢的组织,如脂肪组织、静止状态的肌肉等,药物进入这些组织缓慢。

对于一个具体药来说,判断属于哪种房室模型,需根据试验结果所绘制的血药浓度-时间曲线具体分析,常用的有以下几种方法。

1. 根据图形判断

以 lgC 对 t 作图,直线者为单室模型。若不是直线,则可能是多室模型。

2. 残差平方和判断法

按假定的模型计算血药浓度拟合值,拟合值与实测值之差的平方和小的,为合理的房室模型。

3. 拟合度判别法

根据假定的模型计算血药浓度拟合值,进一步计算拟合度,拟合度 r^2 越大选择的房室模型越合理。

4. AIC 判别法

采用残差平方和及拟合度法仍然不能进行很好的判断时,可采用 AIC 法。采用最小二乘法计算血药浓度估计值,进一步计算 AIC 值。权重系数相同时,AIC 值越小,说明拟合越好。

5. F 检验法

计算各种权重下不同房室模型的 F 值,并与 F 值表中自由度及 df^2 的 F 界值比较判定。

(三)统计矩模型

经典的药物代谢动力学研究是以房室模型理论为基础的分析方法,计算药代动力学参数过程较为复杂,且模型的确定受试验设计和药物浓度测定方法的影响。有时一种药物以不同途径给药,或药物浓度测定方法不同可以有不同的房室模型。

概率统计采用矩表示随机变量的某种分布特征。在药代动力学研究过程中,以一定剂量给药,不论是在给药部位或在整个机体内,药物滞留时间的长短均属随机变量。药物的吸收、分布及消除可视为这种随机变量相应的总体效应。

(四)主要药代动力学参数

临床用药设计方案的基本要求是使血浓度保持在有效的治疗范围之内,有效且不引起毒性。药物的体内过程可以药代动力学参数表示,如生物半衰期、表观分布容积、峰浓度、消除速率常数、稳态血药浓度、生物利用度等,对确定临床用药方案、预测药物疗效和毒性以及合理用药都有着重要意义。

1. 表观分布容积(Vd)

房室的大小用表观分布容积表示。表观分布容积是一个重要的药代动力学参数,但其数值并非表示身体中的真正容积,也就是说不应把表观分布容积看成体内的特殊生理空间,而只是一种比例因素或数学概念。根据表观分布容积可以推测某一药物在体液和组织中的摄取、分布情况,如表观分布容积大,表示其分布广,或提示药物与生物大分子有大量结合,或兼而有之;表观分布容积小,表示分布有限。

将药物的表观分布容积与机体体液的数值进行比较,可推测药物在体内分布的情况,如:

Vd = 5L,表示药物基本分布于血浆;

Vd = 10 ~ 20L,表示药物分布于体液中;

Vd = 40L,表示药物分布于全身血浆和体液;

Vd = 100～200L,表示药物大量储存在某一器官或组织,或药物与组织或血浆蛋白大量结合。

2. 总清除率(CL)

机体总清除率是指单位时间内从体内清除药物的血液容积数。

3. 消除速率常数(ke)

药物代谢动力学研究经常涉及通过生物膜的药量及其转运速率。按转运速率不同,机体可分为若干房室,并设想房室为一个均匀的系统,药物进入某一房室后,可在该房室内迅速地自由扩散。但在房室之间或房室内外则设想存在屏障,其出入必须遵从一定的规律,出入的快慢用转运速率常数 k 表示,而且出与入的速率常数常不相等。转运速率常数不随时间发生变化,可定量描述药物体内过程的快慢,k 值越大,转运速率越快。

药物自机体或房室的消除速度常以消除速率常数 ke 表示。某一药物的消除速率常数是根据该药物所测定的血浓度所做血浓度-时间曲线,确定其房室模型种类,按一定公式计算所得。不同房室模型的药物消除速率常数的计算不相同。

4. 生物半衰期(tn)

药物自体内消除一半(或药物浓度减少50%)所需的时间即为药物的生物半衰期。

$t_{1/2}$是药物代谢动力学中很重要的、最基本的一个参数,对制订给药方案和调整给药方案具有重要的作用。

5. 血药浓度-时间曲线下面积(AUC)

血药浓度-时间曲线下面积简称药-时曲线下面积,是指在直角坐标系中,以血药浓度为纵坐标,时间为横坐标,以血药浓度对时间描点作图所得曲线与横坐标所围成曲线下面积,用AUC 表示。

6. 生物利用度(F)

生物利用度是指药物剂型中能被吸收进入体循环的药物相对分量及相对速率,一般用百分数表示。生物利用度是一个相对概念,与疗效的意义并不相等,仅仅是比较各种制剂之间利用度的尺度。

同一药物的制剂由于各药厂的生产工艺不同,甚至同一药厂生产批号不同的同一制剂,生物利用度也可有较大的差异。可用相同剂型中质量比较好的制剂作为标准与被测制剂进行对照,计算该制剂的相对生物利用度。

7. 达峰时(T_{max})与峰浓度(C_{max})

单室模型血管外途径给药,当药物按一级速率吸收进入体内,则血药浓度-时间曲线为一单峰曲线。单次血管外途径给药,血药浓度达到最大值所需的时间即为达峰时;药物吸收后,血药浓度达到的最大值即为峰浓度。药物制剂的达峰时和峰浓度可表明该制剂中药物吸收的快慢和程度。如某口服制剂能很快崩解和较好地被吸收,则达峰时短,峰浓度高。

8. 稳态血药浓度(C_{ss})

临床若按一定剂量、一定时间间隔多次重复给药,体内血药浓度逐渐增加,并趋向达到稳定状态。

连续恒速滴注给药或按半衰期的间隔时间恒量给药,经过4～6个半衰期可基本到达稳态血药浓度。增加用药量则只能增加血药浓度,而不能缩短到达稳态的时间。单位时间内用药量不变,缩短给药间隔,只能减少血药浓度的波动范围,也不能影响稳态血药浓度和到达稳态血药浓度的时间。如反复给药的间隔时间为一个半衰期,首次剂量加倍,则可迅速到达稳态血药浓度。

某些药物制剂吸收特性易造成血药浓度的谷峰现象,使血药峰浓度超过药物的中毒量,发生严重的毒性反应和副作用,对此类药物应进行制剂改进,如改为缓控释制剂,可使释药缓慢,血浓度平稳,减小波动度,延长作用时间,减少毒性反应和副作用。

二、研究方法与研究内容

药物代谢动力学研究旨在全面阐明药物体内的吸收、分布、代谢和排泄规律。生物样品中药物及其代谢物浓度一般很低,且生物样品成分复杂,内源杂质较多,因此直接从尿液、胆汁、血液中分离检测代谢物较为困难。另外,体内整体动物实验周期长,受干扰因素多,生物样品处理复杂,尤其不能适应现代药物开发研究的高通量代谢筛选要求。因此,在进行体内药代动力学研究之前,可首先进行体外研究,如观察动物和人肝等组织匀浆、细胞悬液、微粒体或灌流器官对药物的代谢作用,为全面认识药物体内处置过程提供依据。

（一）体外药代动力学研究

采用体外方法研究代谢途径和动力学特点不仅方便,还可节省动物资源,获得更多信息,例如代谢模式、代谢酶对药物作用的动力学参数、药物及其代谢物与蛋白、DNA 等靶分子的亲和力等。这些信息有利于补充说明体内研究结果,进一步阐明药理和毒理作用机制。体外代谢研究还可排除体内因素干扰,直接观察酶对底物的选择代谢性,为整体试验提供可靠的理论依据。对于体内代谢转化率低、毒性大及缺乏灵敏检测手段的药物,体外代谢研究为良好的研究手段。随着新药研究水平的不断提高,一些新的体外药代动力学研究手段也逐渐成熟,如体外吸收模型（Caco-2 细胞模型）、体外肝代谢系统研究等。

1. 血浆蛋白结合率

研究药物与血浆蛋白结合可采用多种试验方法,如平衡透析法、超过滤法、分配平衡法、凝胶过滤法、光谱法等。根据药物的理化性质及试验条件,可选择使用一种方法进行至少三个浓度（包括有效浓度）的血浆蛋白结合试验,每个浓度至少重复三次,以了解药物的血浆蛋白结合率是否有浓度依赖性。

一般情况下,只有游离型药物才能通过脂膜向组织扩散,被肾小管滤过或被肝代谢,因此药物与蛋白结合可明显影响药物分布与消除的动力学过程,并降低药物在靶部位的作用强度。根据药理毒理研究所采用的动物种属,进行动物与人血浆蛋白结合率比较试验,以预测和解释动物与人药效和毒性反应的相关性。

蛋白结合率高于 90% 以上的药物应开展体外药物竞争结合试验,即选择临床上有可能合并使用的高蛋白结合率药物,考察对所研究药物蛋白结合率的影响。

2. 药物体外代谢研究

肝是药物代谢的重要器官,是机体进行生物转化的主要场所,富含参与药物代谢的细胞色素 P_{450} 混合功能氧化酶系统,多数药物的 I 相反应和 II 相反应均依赖于肝脏酶系统。以肝为基础的体外代谢模型以其特有的优势在药物代谢研究中得到广泛应用。

对于创新药物,应观察药物对药物代谢酶,特别是细胞色素 P_{450} 同工酶的诱导或抑制作用。在临床前阶段可采用底物法观察对动物和人肝微粒体 P_{450} 酶的抑制作用,比较种属差异。

药物对酶的诱导作用可观察整体动物多次给药后的肝 P_{450} 酶或药物反复作用后的肝细胞(最好是人肝细胞) P_{450} 酶活性的变化,以了解该药物是否存在潜在的代谢性相互作用。

常用的肝体外代谢研究方法有肝微粒体体外温孵法、肝细胞体外温孵法、离体肝灌流法及器官组织切片法等,这些方法广泛应用于药物的代谢途径、体内代谢清除及药物间相互作用等研究。

(1)肝微粒体体外温孵法:肝微粒体法是以制备的肝微粒体辅以氧化还原型辅酶,在模拟生理温度及生理环境条件下进行生化反应的体系。首先采用差速离心法制备肝微粒体,然后运用肝微粒体及 NADP + 与异柠檬酸还原酶系再生 NADPH 系统进行药物体外代谢途径的研究。细胞色素 P_{450}($CYP_{450}S$)是肝微粒体混合功能氧化酶系的主要成分,是一组由许多同工酶组成的超基因大家族,涉及大多数药物代谢的 P_{450} 酶系主要有 CYP1、CYP2、CYP3 三个家族,根据代谢转化的特点,可有目的地进行诱导,影响酶亚型,使其对底物的代谢选择性更强,转化率更高。

肝微粒体体外温孵法与其他体外肝代谢方法相比,酶制备技术简单,代谢过程快,结果重现性好,易大量操作,便于积累代谢样品供结构研究。同时,该方法可用于药酶抑制及体外代谢清除研究,因而实际工作中应用较为普。但肝微粒体体外温孵法同其他体外肝代谢方法相比,与体内的一致性存在不足,因而结果用于预测体内代谢仍需进一步的确证。目前越来越多运用肝微粒体体外温孵法预测药物在体内的代谢清除,一般通过测定药物体外代谢酶促动力学获得 Vm 及 Km(米氏常数),运用合理的药代动力学模型推断体内药物的代谢清除。

(2)基因重组 P_{450} 酶系:基因重组 P_{450} 酶即利用基因工程及细胞工程,将调控 P_{450} 酶表达的基因整合到大肠杆菌或昆虫细胞,经细胞培养,表达高水平的 P_{450},纯化后获得较纯的单一 P_{450} 同工酶。

基因重组 P_{450} 酶系具有分子水平的优势,因而对于药酶特异性和选择性研究优于其他体外方法,并可为药物与酶结合位点的相互作用研究提供更多的信息。基因重组 P_{450} 酶系还可用于人 P_{450} 酶系功能和特异性研究及药物的高通量筛选。因研究结果的实用性和科学性更强,故适于药物代谢领域的微观研究。但成本较高,难以大范围推广普及。

(3)肝细胞体外温孵法:肝细胞体外温孵法与肝微粒体法相似,也是以制备的肝细胞辅以氧化还原型辅酶,在模拟生理温度及生理环境条件下进行生化反应的体系。适于研究蛋白及mRNA 水平药物代谢酶诱导及酶活性,被广泛用于评估药物代谢过程中药物-药物间相互作用。但肝细胞制备技术较复杂,目前以胶原酶灌注技术为主。体外肝细胞活性仅能维持 4h,不利于储存和反复使用。为了解决肝细胞活性在体外维持时间短的问题,减少新鲜肝组织消耗,优化肝细胞冷冻技术,与新鲜肝细胞相比,经过该技术冷冻储藏的肝细胞活性仍为新鲜肝细胞的 80% 以上,而其Ⅰ相、Ⅱ相代谢酶的活性 >60%。因此该冷冻的肝细胞可用于温孵时间不超过 8h 的代谢研究,亦可用于药酶的诱导研究。

肝细胞体外温孵法同肝微粒体法相比,在代谢物生成、体外代谢清除等研究方面有许多相似性,但针对具体药物在代谢物种类、生成主要代谢物及所反映的代谢特性上存在着程度不同的质或量的差异。在药物代谢酶诱导研究中,肝细胞体外温孵法占主导地位,且随着肝细胞冷冻技术的发展,因肝细胞在体外活性维持时间短而应用受限的状况也会不断得到改善。

(4)离体肝灌流法:与肝微粒体法、肝细胞体外温孵法比,离体肝灌流法一方面保留着完整细胞的天然屏障和营养液的供给,能在一段时间内保持肝的正常生理活性和生化功能;另一方面,具有离体系统的优点,能够排除其他器官组织的干扰,控制受试物质的浓度,定量观察受试物质对肝的作用。

由于具有器官水平的优势,兼备体外实验和整体动物实验的优点,离体肝灌流法更适于定量研究药物体外代谢行为和特点,解决其他体外肝代谢模型和整体动物实验不能解决的难点,因而在药理学和毒理学的研究中受到广泛重视。同时离体肝灌流亦应用于对药物药代动力学参数的考察。但由于本方法对实验设备及技术有较高要求,一定程度上限制了其应用。

(5)器官组织切片法:器官组织切片法也是研究药物代谢及其毒性的有效的体外系统,该方法不破坏器官的细胞构成和组织结构,所得结果与体内法相近。在各种器官组织切片中以肝切片应用最多。相对于纯化的 P_{450} 同工酶、P_{450} 混合酶、肝微粒体、游离的肝细胞,肝切片不仅完整保留了所有肝药酶及各种细胞器的活性,而且保留了细胞与细胞间的联系及一定的细胞间质,更能反映药物在体内生理情况下的实际代谢过程,且可在较长的孵育时间(8~24h)内保持代谢活性。其缺点为切片机价格昂贵,使用受限。以利多卡因、睾酮及 7-乙氧基香豆素为探针药物,进行了器官切片温孵实验,结果表明该系统具有Ⅰ相及Ⅱ相多相代谢途径,且易于比较不同器官组织的代谢差别。

体外肝代谢研究可针对先导化合物代谢过快或生成毒性代谢物的特性进行结构改造,以获得安全稳定的候选物,并根据候选物的代谢特征(如药酶诱导、抑制、参与代谢的药酶种类、活性代谢物的生成等)确定药物的开发价值,因而具有广阔的应用前景。

(二)体内药代动力学研究

整体动物或人体药代动力学研究最能反映药物代谢的体内整体特征,但出于伦理考虑,一般先于成年健康动物,如小鼠、大鼠、兔、犬、小型猪和猴等进行非临床(临床前)研究,再于人体进行临床研究。

1. 非临床药代动力学研究

首选动物类型应尽可能与药效学和毒理学研究一致,尽量在清醒状态于同一动物多次采样;一般应选用两种或两种以上的动物,其中一种为啮齿类动物,另一种为非啮齿类动物(如犬、小型猪或猴等)。如选用一种动物,应首选非啮齿类动物;经口给药不宜选用兔等食草类动物。高等动物如小型猪、灵长类动物,由于生理结构上更接近人体,可提供更多有关人体代谢的信息。

非临床药代动力学研究通过动物体内、外和人体外研究方法,揭示药物体内动态变化规律,获得药物的基本药代动力学参数,阐明药物的吸收、分布、代谢和排泄的过程和特点。

非临床药代动力学研究在新药研究开发的评价过程中起着重要作用。药物或活性代谢物浓度数据及其相关药代动力学参数是产生、决定或阐明药效或毒性大小的基础,可提供药物对靶器官效应(药效或毒性)的依据,可用于评价药物制剂特性和质量,可为设计和优化临床研究给药方案提供有关参考信息。

动物体内药代动力学研究应至少设置三个剂量组,高剂量接近最大耐受剂量,中、小剂量根据动物有效剂量的上下限范围选取。主要考察所试剂量范围,药物的体内动力学过程是属于线性还是非线性,以利于解释药效学和毒理学研究中的发现,并为新药的进一步开发和研究提供信息。所用的给药途径和方式,应尽可能与临床一致。

(1)吸收:对于经口给药的新药,应进行整体动物实验,尽可能同时进行血管内给药实验,获得绝对生物利用度数据。如有必要,可进行在体或离体肠道吸收试验以阐述药物吸收特性。而对于其他血管外给药的药物及某些改变剂型的药物,应根据立题目的,尽可能获得绝对生物利用度数据。

(2)分布:选用大鼠或小鼠做组织分布实验较为方便。选择一个剂量(一般以有效剂量为宜)给药,测定其在心、肝、脾、肺、肾、胃肠道、生殖腺、脑、体脂、骨骼肌等组织浓度,以了解药物主要分布组织。应特别注意药物浓度高、蓄积时间长的组织和器官,以及在效应或毒性靶器官的分布(如影响造血系统的药物,应考察骨髓分布)。参考血药浓度-时间曲线的变化趋势,选择至少 3 个时间点分别表示吸收相、平衡相和消除相的分布。若某组织药物浓度较高,应增加观测点,进一步研究该组织中药物消除的情况。每个时间点,至少应有 5 个动物的数据。组织分布试验必须注意取样的代表性和一致性。

核素标记物的组织分布试验应提供标记药物的放化纯度、标记率(比活性)、标记位置、给药剂量等参数;提供放射性测定所采用的详细方法,如分析仪器、本底计数、计数效率、校正因子、样品制备过程等;提供采用放射性示踪生物学试验的详细过程,以及在生物样品测定时对放射性衰变所进行的校正方程等;尽可能提供给药后不同时相的整体放射自显影图像。

(3)代谢:对于创新性药物,尚需了解其体内生物转化情况,包括转化类型、主要转化途径及其可能涉及的代谢酶。对于新的前体药物,除对其代谢途径和主要活性代谢物结构进行研究外,尚应对原形药和活性代谢物进行系统的药代动力学研究。而对在体内以代谢消除为主的药物(原形药排泄 <50%),生物转化研究则可分为两个阶段进行。临床前可先采用色谱方法或放射性核素标记方法分析和分离可能存在的代谢产物,并用色谱-质谱联用等方法初步推测其结构。如果Ⅱ期临床研究提示其在有效性和安全性方面有开发前景,在申报生产前进一步研究并阐明主要代谢产物的可能代谢途径、结构及代谢酶。但当多种迹象提示可能存在有较强活性的代谢产物时,应尽早开展活性代谢产物研究,以确定开展代谢产物动力学试验的必要性。

(4)排泄:尿和粪便药物排泄研究一般采用小鼠或大鼠,将动物放入代谢笼内,选定一个有效剂量给药后,按一定的时间间隔分段收集全部尿或粪样品,测定药物浓度。粪样品晾干后称重(不同动物粪便干湿不同),按一定比例制成匀浆,记录总体积,取部分样品进行药物含量测定。计算药物经此途径排泄的速率及排泄量,直至收集到的样品测定不到药物为止。每个时间点至少有 5 只动物的实验数据。应采取给药前尿及粪样,并参考预试验的结果,设计给药后收集样品的时间点,包括药物从尿或粪中开始排泄、排泄高峰及排泄基本结束的全过程。

胆汁排泄研究一般用大鼠在乙醚麻醉下作胆管插管引流,待动物清醒后给药,并以合适的时间间隔分段收集胆汁,进行药物测定。

同时,应记录药物自粪、尿、胆汁排出的速度及总排出量(占总给药量的百分比),提供物质平衡数据。

(5)对药物代谢酶活性的影响:对于创新药物,应观察药物对药物代谢酶,特别是细胞色素 P_{450} 同工酶的诱导或抑制作用。在临床前阶段可以用底物法观察对动物肝微粒体 P_{450} 酶的抑制作用。药物对酶的诱导作用可观察整体动物多次给药后的肝 P_{450} 酶活性的变化,以了解该药物是否存在潜在的代谢性相互作用。

(6)毒代动力学研究:毒代动力学研究通常结合毒性研究进行,将获得的药代动力学资料作为毒性研究的组成部分,以评价全身暴露结果。药代动力学和毒代动力学研究的目的不同,但两者相互联系,分析方法相同,技术可以共享或相互借鉴。已获取的药代动力学参数可以为毒代动力学和毒性试验给药方案的设计提供参考。三个剂量的药代动力学试验,最高剂量采用接近动物最大耐受量所得到的动力学参数,对毒代动力学试验设计有直接参考价值。药物组织分布研究结果可为评价药物毒性靶器官提供依据。药物与血浆蛋白结合试验结果可为估算血药浓度与毒性反应关系提供依据,因为毒性反应与血中游离药物浓度-时间曲线下面积的相关性优于总的药物浓度-时间曲线下面积。生物转化研究所提供的代谢产物资料有助于判断可能引起毒性反应的成分和毒代动力学研究应检测的成分。

2. 临床药代动力学研究

临床药代动力学研究旨在阐明药物在人体内的吸收、分布、代谢和排泄的规律。药物体内处置过程的研究,是全面认识人体与药物间相互作用不可或缺的重要组成部分,是临床制定合理用药方案,实现个体化药物治疗的科学依据。由于各种疾病的病理状态均可不同程度的对药物的药代动力学产生影响,为了客观反映人体药代动力学特征,故多选择健康受试者。但如果试验药品的安全性较小,试验过程中可能对受试者造成损害,在伦理上不允许在健康受试者中进行时,可选用相应适应证的患者作为受试者。

药代动力学研究一般包括单次与多次给药的药代动力学研究、进食对口服药物制剂药代动力学影响的研究、药物代谢产物的药代动力学研究、药物-药物药代动力学相互作用研究。

(1)单次给药药代动力学研究:单次给药人体药代动力学研究一般应选择 18～45 岁、体重不低于 50kg、体重指数在 19～24 的健康受试者。因临床上大多数药物均不按体重计算给药剂量,所以同批受试者的体重应比较接近。受试者例数一般为每组 8～12 例。原则上男性和女性兼有,一般男、女各半,这不仅可了解药物在人体的药代动力学特点,同时也能观察到该药的药代动力学是否存在性别的差异。但女性作为受试者往往受生理周期或避孕药的影响,因某些避孕药具有药酶诱导作用或抑制作用,可能影响其他药物的代谢消除过程,因而改变实验药物的药代动力学特性。另外,一些有性别针对性的药物,如性激素类药物、治疗前列腺肥大药物,治疗男性性功能障碍药物及妇产科专用药等则应选用相应性别的男性或女性受试者。

剂量确定主要根据耐受性试验结果,并参考动物药效学、药代动力学及毒理学试验结果,以及经讨论后确定的拟在Ⅱ期临床试验采用的治疗剂量推算。一般选用低、中、高三种剂量,高剂量必须小于或等于人最大耐受剂量,但一般应高于治疗剂量。

采样点的确定对药代动力学研究结果具有重大的影响。服药前采集空白血样品,一个完整的血药浓度-时间曲线,应包括药物各时相的采样点,即采样点应包括给药后的吸收分布相、平衡相(峰浓度)和消除相三个时相。一般在吸收分布相至少需要 2～3 个采样点,平衡相至少需要 3 个采样点,消除相至少需要 6 个采样点。一般不少于 11 个采样点,应持续 3～5 个消除半衰期,或采样持续到血药浓度为 C_{max} 的 1/10～1/20。

如果同时收集尿样,则应收集服药前尿样及服药后不同时间段的尿样。取样点的确定可参考动物药代动力学中实验药物的排泄特点,应包括开始排泄时间、排泄高峰及排泄基本结束的全过程。

采用药代动力学统计软件统计所得药代动力学参数,并进行分析,说明其临床意义,并对Ⅱ期临床研究方案提出建议。药代动力学统计软件主要用于数据处理、计算药代动力学参数、模型判断、统计学分析及图形显示等。

根据所测各受试者的血药浓度-时间数据,绘制各受试者的药-时曲线及平均药-时曲线,计算药物的主要药代动力学参数,以全面反映药物在人体内吸收、分布和消除特点。主要药代动力学参数 Ka、T_{max}(实测值)、C_{max}(实测值)、AUC(梯形法求算),主要反映药物吸收速率和程度;Vd 主要反映理论上药物在体内占有的分布容积;而 Ke、$t_{1/2}$、MRT 和 CL 等主要反映药物从血液循环中消除的特点。药物经肾排泄的速率和总量可从尿药浓度估算。应能够根据研究结果对药物的药代动力学特性作出判断,如该药呈线性或非线性药代动力学特征等,以及根据剂量与体内药物浓度的关系,为临床合理用药及药物监测提供有价值的参考信息。

(2)多次给药药代动力学研究:如果药物需临床上连续多次应用,应考虑多次给药可能引起的体内蓄积或药代动力学参数改变,需进行多次给药的药代动力学研究。该研究旨在考察药物多次给药后的稳态浓度(C_{ss}),达到稳态浓度的速率和程度,药物谷、峰浓度和波动系数(DF),药代动力学特点是否发生改变,是否存在药物蓄积作用及 C_{ss} 和临床药理效应(药效和不良反应)的关系。如不进行多次给药试验应有充足理由,并需提供相应文献或试验依据。

根据单次给药的药代动力学参数中消除半衰期和Ⅱ期临床试验给药方案中制订的服药间隔以及给药日数,确定总服药次数和总剂量。根据单剂量药代动力学研究求得的消除半衰期,估算药物可能达到稳态浓度的时间,应连续测定 3 次(一般为连续 3d 的)谷浓度(给药前)以确定已达稳态浓度。一般采样点最好安排在早上空腹给药前,以排除饮食、时辰以及其他因素的干扰。当确定已达稳态浓度,最后一次给药后采集各时相(同单次给药)系列血样,以测定稳态血药浓度,并绘制药物浓度-时间曲线。

根据试验中测定的三次谷浓度及稳态血药浓度-时间数据,绘制多次给药后药-时曲线,求得相应的药代动力学参数,包括峰时间(T_{max})、峰浓度(C_{max})、消除半衰期($t_{1/2}$)、清除率(CL)、谷浓度(C_{min})、平均稳态血药浓度(C_{ss})、稳态血药浓度-时间曲线下面积(AUC_{ss})及波动系数(DF)等。对试验结果进行分析,说明多次给药时药物在体内的药代动力学特征,同时与单剂量给药的相应药代动力学参数进行比较,观察单次与多次给药是否存在明显的差异,吸收和消除等有否显著改变。

(3)进食对口服药物制剂药代动力学影响的研究:许多口服药物制剂的消化道吸收速率和程度受食物的影响,食物可能减慢或减少药物的吸收,亦可能促进或增加某些药物的吸收。故应进行口服药物在饮食前、后服药时药物药代动力学比较研究,观察食物对药物的吸收过程的影响,为后续临床研究制订科学、合理的用药方案提供依据。研究时所进试验餐应是高脂、高热量配方,以便使食物对胃肠道生理状态的影响达到最大,使进食对所研究药物的药代动力学行为的影响达到最大。

进食试验应从开始进食试验餐起计时,以排除进餐速度对服药时间的影响。试验餐应在开始进食后 30min 内吃完,且两个试验周期应保证试验餐的配方一致。餐后服药组应在进餐开始 30min 后给药,200~250mL 水送服。试验可采用随机双周期交叉设计,也可根据药物的代谢特性与单剂量交叉试验结合在一起进行。

(4)药物代谢产物的药代动力学研究:如果药物主要以代谢方式消除,其代谢物可能具有药理活性或毒性作用,或作为酶抑制药而使药物的作用时间延长或作用增强,或通过竞争血浆和组织结合部位而影响药物的处置过程,则代谢物的药代动力学行为可能影响药物的疗效和毒性。

对于具有上述特性的药物,应在非临床体内外生物转化和代谢物研究的基础上,通过体外和(或)体内方法进一步研究,明确药物的代谢物数目、结构、活性和负责代谢的酶系。鼓励开展放射性核素标记化合物和 P_{450} 同工酶研究,提供代谢途径的框图,并与相应的动物研究资料进行比较。应在进行母体药物临床药代动力学研究的同时考虑进行代谢物的药代动力学研究,以便更好地了解原型药物的作用、毒性、滞后作用及体内处置过程等。

(5)药物-药物的药代动力学相互作用研究:两种或两种以上的药物同时或先后应用,可能在吸收、与血浆蛋白结合、诱导/抑制药酶、存在竞争排泌或重吸收等方面存在相互影响,从而影响它们在体内的过程,进而影响各自的效应。因此,应根据需要进行药物-药物的药代动力学相互作用研究,尽可能明确引起相互作用的因素或机制,为制订科学、合理的联合用药方案提供依据。大多数药代动力学相互作用研究在健康受试者中进行。

药物在人体内的代谢过程需各种药酶的参与,因此药物可通过诱导/抑制药酶而去影响另一药物的代谢,导致血药浓度的改变。当所研制的药物临床上可能与其他药物联合使用,且药物的安全范围又较窄时,应考虑药物-药物相互作用中血药浓度的改变以及肝药酶诱导剂或抑制剂的作用。

很多消除代谢途径,包括大多数通过细胞色素 P_{450} 酶系代谢的途径,都可被合并使用的治疗药物所抑制、激活或诱导。已经观察到的由于代谢性药物-药物相互作用导致的变化可能是药物或代谢产物在血液和组织浓度中严重减少或增加的变化,可能还包括毒性代谢产物的形成,或增加毒性母体药物的暴露量。许多药物因合并另一种药物导致其暴露量发生重大改变,如合并酮康唑或红霉素(抑制 CYP3A4),导致特非那定、西沙必利或阿司咪唑浓度增加;合并咪拉地尔或伊曲康唑(抑制 CYP3A4),导致辛伐他汀及其酸性代谢产物浓度增加;合并氟西汀、帕罗西汀或奎尼丁(抑制 CYP2D6),导致地昔帕明浓度增加;合并利福平(诱导 CYP3A4),导致卡马西平浓度降低。这些暴露量的显著变化很大程度上影响了药物和(或)其活性代谢产物的安全性和有效性。对于治疗窗窄的药物,这种改变最为明显,但对非治疗窗窄的药物,如 HMG 辅酶 A 还原酶抑制药,也可能如此。根据药物相互作用的程度和因果关系,由于一个药物的代谢可被其他药物显著抑制,或这个药物自身可抑制其他药物的代谢,可能需要对该药物或它所相互作用的药物的说明书中用法用量进行较大的调整。因此,应该在药物开发早期进行试验药物对其他药物代谢影响和其他药物对试验药物代谢影响的研究,从而可在后期临床试验中对药物相互作用的临床意义进行尽可能充分的研究。

(6)特殊人群人体药代动力学研究:肝是药物消除的重要器官,许多药物进入体内后在肝被消除,或在肝被代谢后,以代谢物的形式经胆汁排泄,或以原形从胆汁直接排泄。由于肝是药物处置过程中非常重要的器官,因此肝功能损害患者是组成这一特殊群体的重要亚群。因此肝损害必然会对这些药物经肝的代谢和排泄产生影响。前药或其他需经肝代谢活化的药物,可使活性代谢物的生成减少,从而导致疗效的降低;对于经肝代谢灭活的药物,可使其代谢受阻,原形药物浓度明显升高,导致药物蓄积,出现严重的不良反应。药代动力学研究可用于确定特殊的患者亚群,这些患者,出于有效性和(或)安全性考虑而可能需要调整给药方案。

对临床前研究确定的可能受肝功能影响的毒性代谢产物,应收集血浆(或全血)对母体药物和已知或可疑的所有活性代谢产物(具治疗作用或有副作用)进行分析评估。同时,对于肝功能正常患者体内无活性的代谢产物,如果大量蓄积,也可能达到活性/毒性水平。因此,也应考虑对这样的代谢产物进行评估。血浆样品采样的频度和持续时间应足够准确评估母体药物和代谢产物的相关药代动力学参数。

肾疾病或从40岁开始随着年龄而出现的肾功能衰减都可引起肾功能降低。对于主要经肾排泄消除的药物,肾损害可能改变药物的药代动力学行为,与肾功能正常的人相比,需改变给药方案。肾损害不仅与药物及其代谢产物排泄降低有关,还与吸收、分布、代谢、血浆蛋白结合改变有关,严重肾功能损害患者尤为显著。

不论是否提出特异性降低剂量的建议,仍需要提供推荐剂量下的稳态暴露量的模拟情况。模拟可包括浓度(总浓度,以及相关非结合浓度)随时间变化的图例说明,同时也应显示群体预期差异。还应提供相关的稳态药代动力学参数对应于肾功能的图例说明,其中应包括对变异性的评估。

(7)老年人药代动力学研究:老人不仅患病率高,且往往同时患有多种疾病,应用药物的品种也较多,约有25%的老年患者可能同时使用4~6种药物。因此,老年人群进行药物代谢动力学研究具有重要临床意义。

药物与年龄相关的差异可由药代动力学差异和药效学差异引起。已知,多数老人与年轻人之间重要的效应差异来自药代动力学差异。与正常成人不同,老人胃酸分泌减少,消化道运动功能减退,消化道血流减慢,体内水分减少,脂肪成分比例增加,血浆蛋白含量减少,肾单位、肾血流量、肾小球滤过率均下降,肝血流量减少,功能性肝细胞减少等,以上因素均可导致药物在老人体内吸收、分布、代谢、排泄发生相应改变。因此,进行详细的试验设计评价老年人药代动力学改变对药物作用的影响,将为药物研发和评价提供重要信息,并为上市后临床合理应用提供依据。

老年人药代动力学研究的目的是确定老年患者的药代动力学行为与成人是否存在差异,并明确引起差异的因素(如肝肾功能不全等)。老人的药代动力学研究可选择老年健康受试者或患者,酌情在四个阶段的临床试验期间进行。应选择等于或大于65岁(尽可能选择75岁或>75岁)健康老人或需要用该药物治疗的患者,进行老年人体药代动力学研究。可首先在小范围老人与年轻受试者或患者进行初始药代动力学研究,如要发现统计学差异则可在更大范围作单一剂量药代动力学研究,或进一步进行多剂量且患者例数充分的药代动力学研究。

(8)儿科人群药代动力学研究:不同年龄阶段,小儿生长、发育有其各自的特点,药代动力学行为也各不相同。因此,儿科人群药代动力学研究,应根据拟用疾病、人群、药物特点等,酌情选取不同发育阶段的目标疾病受试者,或根据药物特点、所治疗的疾病类型、安全性及可选择的其他治疗措施的有效性和安全性等,酌情在Ⅰ—Ⅳ期临床试验进行。儿科人群药代动力学研究的目的在于为使小儿用药方案达到与成年人相同的安全、有效的药物体内暴露水平提供依据。

鉴于新生儿及婴幼儿用药剂量的安全性知识、信息有限,研究剂量的确定应考虑新处方与成人处方相对生物利用度的比较、儿科人群的年龄范围、药物的治疗指数、成人药代动力学参数,儿科研究人群的身体指标等因素。

由成人剂量推算儿童初始剂量应基于体重(mg/kg)或体表面积(mg/m^2)。

成年人药代动力学参数与儿童的特殊生长发育特征相结合确定初始剂量,并结合儿科用药经验,最初考虑给予成人暴露量计算所得药量的一部分。进一步的临床观察及药物或(和)其活性代谢产物分析可指导儿童剂量调整。在成人呈线性药代动力学特点的药物,可仅进行儿童单剂量研究;在成人呈任何非线性吸收、分布、消除及存在任何时-效关系改变的药物,均需在儿童进行稳态药代动力学研究。

许多儿科实验可用群体药代动力学研究方法代替标准药代动力学方法,甚至首选群体药代动力学研究方法。这种方法指选取大样本量少次采集标本的方法获得相应的药代动力学参数。群体药代动力学研究方法通常适用于接受药物治疗的患儿。

(9)不同种族的药代动力学研究:中国人在遗传学、生理和病理情况、生活饮食习惯以及生活环境、社会经济、教育状况、医疗措施、药物依从性等方面与外国人存在明显差异。因此,直接将国外药品的药代动力学和安全性数据用于指导中国人的临床用药缺乏科学依据,也有悖于药品评价的安全、有效原则。同时,药物种族差异在实际中也并不是大得无法接受,种族间差异导致临床用药剂量变化的相关性并不大于种族内个体差异。故评价药物不同个体、种族的药代动力学差异应当遵循客观和实事求是的原则。

如果药物的代谢行为是一个主动耗能的生物学过程,其代谢参数具有种族差异的可能性就越大。循着 ADME 途径,可能具有代谢种族差异的药物包括:①消化道主动吸收或首过代谢或饮食对吸收影响较大的药物;②血浆蛋白结合率较高,特别是结合于酸性糖蛋白的药物;③经 CYP2C9、2C19、2D6、1A2、2A6 和 N-乙酰转移酶等代谢的药物可能具有种族差异,多酶代谢的药物一般难以判定其代谢是否存在种族差异,需要新的临床试验进一步求证;④具有肾小管排泌过程的药物。对药物代谢动力学种族差异的评价应阐明药物在不同种族人群的吸收、分布、代谢和排泄,以及食物-药物、药物-药物的相互作用。饮食、吸烟、饮酒可能影响药物吸收和生物利用度;种族因素如基因多态性、身高、体重、疾病状况则可能影响药物的清除、吸收、分布、代谢等药代动力学过程。

三、药代动力学与药物治疗方案设计

药物的药代动力学参数及其方程式可用于估算给药剂量(D 或 X)和给药间隔,预测在体内可达到和维持稳态血药浓度(C_{ss}),制订一般给药方案。制订个体化给药方案,则需考虑其肝、肾、心功能,有无酸、碱中毒,尿液 pH 等。根据所需达到的有效浓度确定剂量和给药间隔(或静滴速度),如可以固定剂量调整给药间隔,也可固定给药间隔调整剂量。

四、药代动力学与创新药物研究

组合化学和高通量筛选使短期合成大量化合物成为可能,生命科学和基因组学的发展,也为新药设计和化合物的筛选提供了大量的新靶点。但是,能够顺利通过各期临床试验获得上市的新药并未增加。造成新的化学实体在研发后期退出的主要原因并不是活性不高,而是由于其药代动力学性质不好,或生物利用度低,或口服吸收不佳,或不易代谢,或毒性过大等。

创新药物研究的常规方法是经药效学筛选确定化合物后,再对其进行药代动力学和安全性评价。在这些过程中所产生的各种不定参数又导致反复的结构优化。如果在药物发现和优化阶段就考虑到这些因素,将会大大降低候选药物上市失败的风险,提高新药研发的效率。创新药物研制过程中,药代动力学研究已成为药物临床前研究和临床研究的重要组成部分,与药效学研究、毒理学研究处于同等重要的地位。

高通量筛选虽然有效,但成本高。计算 ADME 研究,又称为虚拟计算 ADIE 研究,是目前药物研发中的前沿领域之一。计算 ADME 可以加速药物理化性质筛选,进行活性预测,指导分子定向优化等,从而节省药物开发成本,提高成功率。

计算 ADME 模型能合理有效地利用有限的体内试验资源评价潜在的开发成功率高的先导化合物,结合药物脂水分配系数、水溶性、小肠吸收、血脑屏障通透性、生物利用度等,通过优化设计改善药物的溶解、吸收、代谢的性质。计算模型不需精确预测口服生物利用度,但能可信地预测化合物在人和动物体内生物利用度是否令人满意。由于涉及多种因素,使生物利用度的预测具有较大的挑战性,但近年来,多种体外测定结合计算预测的方法已经取得了长足进展。

先导化合物相关药代动力学参数如组织渗透、稳定性、肠吸收、代谢和清除可通过体外系统获得。这些体外体系包括微粒体、肝细胞、用于确定代谢和评价代谢路径和速率的组织切片、评价细胞转运吸收的 Caco-2 细胞系。毒性数据可以通过器官特异性细胞系获得。对早期先导化合物及其可能代谢产物潜在毒性的认识是药物成功开发的关键。大多数药物候选化合物在这一阶段失败,只有少数被认为足够安全和有效,进入下一阶段的开发。临床前研究的目标不仅是确定最有效且最安全的先导化合物,而且能选择最接近人类的动物物种进行研究。了解所选化合物的药代动力学和代谢特征有助于设计合适的临床试验。

体外方法的优点首先是可以采用微量化、自动化等手段建立高通量或中等通量的模型;其次是可以利用来自人体的组织细胞成分进行研究,以消除人类和动物之间存在的种属差异,提高药物研发的成功率。但体外研究缺乏体内研究所存在的血流、生化因子以及多种转运蛋白等影响因素。化合物配制过程中使用的有机溶剂可能掩盖药物在体内的溶解性能,影响药物代谢酶的活性。

(一)口服药物吸收评价

口服吸收与药物在胃肠道内容物中的溶解度、解离度以及跨胃肠细胞膜的能力有关。因此化合物的理化性质是其小肠通透性的重要决定因素。在创新药物研发阶段,常采用计算机辅助虚拟筛选确定药物吸收特征方法。

第一种方法为 Lipinski 五规则法。该方法将化合物结构中 N 和 O 原子看作氢键的受体,而将 N-H、O-H 基团看作氢键的供体,计算脂水分配系数(ClgP)。如果一个化合物满足下列两个以上条件:

(1)氢键供体数 >5;

(2)氢键受体数量 >10;

(3)脂水分配系数 ClgP >5;

(4)相对分子质量 MW >500Da。

则这个化合物将被给予开发警告标志,未来的成药性有较大疑问。本方法不适合存在主动转运机制口服药物的药代动力学特征的预测。

另外一种预测吸收的方法为定量模型与 Lipinski 五规则结合的方法。该方法根据分子亲脂性及分子大小,以绘图方式预测化合物以被动扩散方式吸收的情形。以生理 pH 化合物内在亲脂性(ClgD)与用于测定分子大小的计算分子折射率(CIR)绘图,得化合物分布象限图。

药物进入体内循环,需要在口服给药后经过胃部的低 pH 环境,进入十二指肠和小肠,由小肠上皮细胞吸收入血。目前常见的口服药物小肠吸收评价模型有 Caco-2 细胞系、MDCK 细胞系、PAM-PA 人工膜方法。其中 PAMPA 是基于被动扩散方式的吸收评价模型,属于高通量研究方法。

(二)代谢稳定性研究

药物进入体内后作为外来物经历由药物代谢酶所催化的生物转化。肝脏是体内最大的代谢器官,P_{450} 酶是体内主要的代谢酶,CYP1A2、CYP2A6、CYP281、CYP2C9、CYP2C19、CYP2D6、CYP2E1、CYP3A4 是与药物代谢有关的重要亚型。代谢稳定性是药物的一个重要特性,代谢不稳定的药物需要频繁给药才能保持有效的治疗浓度。

由于药物代谢存在种属差异,在药物研发阶段使用人体组织、细胞获得的结果与临床结果更接近。酶代谢稳定性研究使用的体外系统主要为人类肝微粒体、肝细胞。目前已知肝微粒体含有的 P_{450} 酶及其比例与肝组织中的比例接近,肝微粒体易于保存,可进行高通量的酶稳定性研究。肝细胞中含有完整酶系,不需要添加辅助因子,但肝细胞保存时间短,来源受限。

(三)药物相互作用研究

为避免药物因药代动力学相互作用而撤回,在药物研发阶段应确定药物体内代谢的关键酶,评价待测药物与抑制药或诱导药之间的潜在相互作用。如果一个药物主要由 CYP3A4 代谢,则这个药物可能与 CYP3A4 抑制药如酮康唑、红霉素、伊曲康唑或诱导药如利福平、苯妥英间产生药物相互作用。药物相互作用研究可以使用提取的肝微粒体、重组表达的肝微粒体、肝细胞。重组表达的肝微粒体可用于确定药物代谢酶;肝微粒体和某一 P_{450} 同工酶抑制药合用可用于推测药物代谢酶。

如果一个化合物是药物代谢酶的抑制药,则可以与该酶的药物底物产生药物相互作用。使用肝微粒体和特殊的药物底物可以进行酶抑制研究,根据计算得到的 IC50 或 Ki 值,判断药物相互作用潜力;也可以使用重组表达的肝微粒体以及肝细胞进行药物相互作用研究。如果一个药物可诱导肝细胞过度表达某个代谢酶,则该药物与该药物代谢酶的底物存在药物相互作用。如已知 PXR 是介导 CYP3A4 基因表达的受体,药物与 PXR 结合会上调 CYP3A4 表达量,提示该药物是 CYP3A4 的诱导剂。

另外,还需要关注药物转运蛋白所引起的药物相互作用;分析抑制机制,区分是竞争性酶抑制还是机制依赖性酶抑制。机制依赖性酶抑制引起的药物相互作用的发生率更高。

(四)体内药代动力学研究

体内药代动力学研究拥有体外研究所没有的血流、各种因子等影响因素,是新药研究中不可缺少的一项。创新性药物应首先选用两种或两种以上的动物,如小鼠、大鼠、兔、豚鼠、犬、小型猪和猴等进行药物体内代谢过程研究。其中一种为啮齿类动物,另一种为非啮齿类动物(如犬、小型猪或猴等),然后进行人体药代动力学研究。

由于药物代谢受多种因素干扰,存在明显的代谢种属差异性,因此从动物获得的信息外推至人体具有风险性及欺骗性。人体药代动力学研究是创新药物临床药理学研究的重要一部分。从拟就的说明书分析而言,临床药理学研究目的不仅仅是为了描述药物的吸收、分布、代谢与排泄(ADME)特征,为整个临床试验结束时撰写产品说明书相应项目下的内容提供数据,更为重要的是为相应阶段的临床试验提供药代动力学支持,并作为重要数据与进行安全、有效性评价为目的的临床试验有机整合,从而发挥其在量化评价方面的重要作用。

五、药代动力学与药效动力学相关性研究

药物的监测和量化可发生于体外分子和细胞水平、体内外组织和器官水平或整体水平的。即使同一种药物,不同水平用于测量效应的终点指标也可能不同。在整体水平,药物的药理学作用是多种药物效应与机体对这些药物效应生理反应的总和。一般认为,药物效应包括治疗效应和毒性效应,与药物血浓度有直接的关系。但由于血浆并非大多数药物发挥作用的场所,药物由中央室到周边室或效应室需要时间,或者某些药物到达效应部位很快,但起效很慢,使直接拟合血药浓度与效应曲线比较困难。因此,药物效应与血药浓度相比常常存在一定的滞后,即效应变化滞后于浓度的变化,从而使血浆药代动力学预测的相关效应被延迟。

临床效应指标和替代指标的发展及规范化十分重要,药物治疗作用通常不是单一的,而是包含所有作用的总和,因此临床效应采用药物的治疗效果评估最为合适。但多数 PK/PD 研究,效果难以定量,只能选择较易测定的替代指标。替代指标应能反映各种效应。但由于替代指标种类繁多,检测方法各异,尚难满足临床效果评价的要求,已成为 PK/PD 深入发展的限制因素。因此迫切需要横向比较 PK/PD 研究结果,发现新的替代指标并使之规范化和标准化。数据库和计算机程序的深入开发与合理应用十分必要,提倡相互协作,分享已有的药理和临床试验数据,建立相应的数据库,以便有效分析新的假设和研究目标,建立新的模型,得出新的结果和概念。

第四节 影响药物作用的因素

一、机体方面因素

机体对药物效应的影响既有机体自身方面的直接因素,又有机体适应外界变化而表现的间接因素。

(一)生理因素

1. 年龄

国家药典规定用药剂量在 14 岁以下为儿童剂量,14—60 岁为成人剂量,60 岁以上为老人剂量。儿童和老人的剂量应以成人剂量为参考酌情减量。这主要是因为儿童和老人的生理功能与成人相比有较大差异所致。

1)儿童:儿童的各个器官和组织正处于发育、生长时期,年龄越小,器官和组织的发育越不完全。药物使用不当会造成器官和组织发育障碍,甚至发生严重不良反应,造成后遗症。

（1）由于儿童血脑屏障和脑组织发育不完善，对中枢抑制药和中枢兴奋药非常敏感，使用吗啡、哌替啶极易出现呼吸抑制，而对尼可刹米、氨茶碱、麻黄碱等又容易出现中枢兴奋而致惊厥。氨基糖苷类抗生素对第Ⅷ对脑神经的毒性极易造成听觉损害，据有关资料报道，国内对 1039 例聋哑患者的调查结果表明，因应用此类药物引起聋哑者占 59.5%。

（2）儿童由于肝、肾功能发育不全对药物代谢和排泄的能力较低。氯霉素主要在肝脏代谢，新生儿应用氯霉素后因为肝脏代谢能力较低可发生灰婴综合征。经肾排泄的药物如氨基糖苷类抗生素，由于肾排泄速率较慢使血中药物存留时间延长，如按等效剂量分别给成人和儿童用药，儿童的血药浓度明显高于成人，易产生耳毒性。

（3）儿童体液占体重比例较大而对水盐的调节能力差。如高热时使用解热药引起出汗过多极易造成脱水。此外还对利尿药特别敏感，易致水电解质代谢紊乱。

（4）儿童的骨骼、牙齿生长也易受到药物的影响。四环素类药物容易沉积于骨骼和牙齿，造成骨骼发育障碍和牙齿黄染，对儿童现已停用。喹诺酮类是一类含氟的抗菌药，其中的氟离子也容易影响骨骼和牙齿生长，因此对婴幼儿应慎用。

（5）儿童的内分泌系统在药物作用下易发生紊乱。现在有些儿童过于肥胖，其原因与营养饮食过剩，或滥服营养口服液、助长剂有关。已有研究证明，肥胖儿童血中胰岛素含量明显高于正常儿童。

研究儿童用药规律的药理学分支学科为儿童药理学。

2）老人：老人的组织器官及其功能随年龄增长伴有生理性衰退过程，对药效学和药动学产生影响。老人体液相对减少，脂肪增多，蛋白合成减少。如丙戊酸钠在老人血中游离药物浓度明显高于青年人。其原因与清蛋白含量减少、清蛋白对药物的亲和力明显降低及器官清除能力降低有关。肝肾功能随年龄增长而逐渐衰退，药物代谢和排泄速率相应减慢。老人除了生理功能逐渐衰退外，多数还有不同程度的老年病，如心脑血管疾病、糖尿病、痴呆症、骨代谢疾病、前列腺肥大、胃肠疾病等，对中枢神经系统药物、心血管系统药物等比较敏感。如伴有心脑血管疾病的老人在拔牙时禁用含肾上腺素的局麻药。1999 年发生在美国、中国、英国、日本等国家的苯丙醇胺（PPA）事件也说明老人或有心脑血管病、肾病者不宜使用含有这种药物的复方制药，否则容易诱发脑卒中、心肌梗死、肾衰竭等。

研究老人用药规律的药理学分支学科为老年药理学。

2. 体重

体重除了在不同年龄有明显差别外，在同年龄段内也有一定的差别，这主要是体形对药物作用的影响。如果服药者的胖瘦差别不大而体重相差较大时，若给予同等剂量药物则轻体重者血药浓度明显高于重体重者；反之，当体重相近而胖瘦差别明显时，则水溶性和脂溶性药物二者在体内的分布就有差别。因此科学的给药剂量应以体表面积为计算依据，既要考虑体重因素又要考虑体形因素。

3. 性别

虽然不同性别对药物的反应无明显差别，但女性在用药时应考虑"四期"即月经期、妊娠期、分娩期和哺乳期对药物的反应。在月经期子宫对泻药、刺激性较强的药物及能引起子宫收缩的药物较敏感，容易引起月经过多、痛经等。在妊娠期这些药物容易引起流产、早产等。有些药物能通过胎盘进入胎儿体内，对胎儿生长发育和活动造成影响，严重的可导致畸胎，故妊娠期用药应十分慎重。在分娩期用药更要注意其对产妇和胎儿或新生儿的双重影响。在分娩前用药应注意药物在母体内的维持时间,一旦胎儿离开母体,则新生儿体内药物无法被母体消除,引起药物滞留而产生药物反应。哺乳期的妇女服药后药物可通过乳汁进入哺乳儿体内引起药物反应。

研究妊娠、分娩、哺乳期药物与机体(母子)相互作用规律的药理学分支学科为围生期药理学。

(二)精神因素

患者的精神因素包括精神状态和心理活动两个方面。

精神状态和思想情绪对药物的疗效具有很大的影响。如精神振奋和情绪激动时可影响抗高血压药(又称降压药)、镇静催眠药的效果,过度的精神振奋和情绪激动还会诱发心脑血管疾病的发作。相反,精神萎靡和情绪低落可影响抗肿瘤药、抗菌药的治疗效果,严重者甚至可引起机体内分泌失调,降低机体抵抗力,导致或加重疾病。

心理活动对药物治疗效果有较大的影响,如护士的语言、表情、态度、被信任程度、技术操作熟练程度、暗示等影响药物的治疗效果,与患者的心理因素及承受能力有关。

鉴于上述特点,临床新药试验研究常采用安慰剂对照试验法以排除精神因素对药物效应的影响。所谓安慰剂系指不含药理活性成分而仅含赋形剂,在外观和口味上与有药理活性成分药物完全相同。安慰剂产生的作用称为安慰作用,分为阳性安慰作用和阴性安慰作用。前者指安慰作用与药物产生的作用一致;后者指产生与药物作用完全相反的作用。安慰作用也存在生效、高峰、消失的变化规律,且与药物作用有着相似的变化规律。

除了心理活动变化以外,患者对药物效应的反应能力、敏感程度、耐受程度也对药物治疗效果产生一定的影响,如对疼痛敏感者和不敏感者在应用镇痛药后所产生的效果有很大差异。

(三)疾病因素

1. 心脏疾病

心力衰竭时药物在胃肠道的吸收减少、分布容积减小、消除速率减慢。如普鲁卡因胺的达峰时间由正常时的1h延长至5h,生物利用度减少,分布容积减小,血药浓度相对升高。清除率由正常时的400~600mL/min降至50~100mL/min,$t_{1/2}$由3h延长至5~7h。

2. 肝脏疾病

严重肝功能不良者选择肾上腺糖皮质激素,常使用氢化可的松或氢化泼尼松而不宜使用可的松或泼尼松。原因在于后两药需在肝脏转化成前两药方能生效。某些不经肝脏转化的药物在肝功能不良时可不受影响。

3. 肾脏疾病

氨基糖苷类抗生素主要经肾排泄。其中卡那霉素在正常人半衰期为1.5h,在肾衰竭患者延长数倍。若不调整给药剂量或给药间隔,将会造成药物在体内的蓄积,导致第Ⅷ对脑神经的损害,引起听力减退,甚至可致药源性耳聋。

4. 胃肠疾病

胃肠道pH改变可对弱酸性和弱碱性药物的吸收带来影响。胃排空时间延长或缩短也可使在小肠吸收的药物作用延长或缩短。腹泻时常使药物吸收减少,而便秘可使药物吸收增加。

5. 营养不良

如血浆蛋白含量下降可使血中游离药物浓度增加,而引起药物效应增加。

6. 酸碱平衡失调

主要影响药物在体内的分布。当呼吸性酸中毒时,血液 pH 下降,可使血中苯巴比妥(弱酸性药)解离度减少,易于进入细胞内液。

7. 电解质紊乱

钠、钾、钙、氯是细胞内、外液中主要的电解质,当发生电解质紊乱时它们在细胞内、外液的浓度将发生改变,影响药物的效应。如当细胞内缺 K^+ 时,使用强心苷类药物易产生心律失常。Ca^{2+} 在心肌细胞内减少时,将降低强心苷类药物加强心肌收缩力的作用;Ca^{2+} 在心肌细胞内浓度过高时,该类药物易致心脏毒性。胰岛素降低血糖时也需要 K^+ 协助,使血中葡萄糖易于进入细胞内。

8. 发热

解热镇痛药可使发热者体温下降,而对正常人则无降温作用;而氯丙嗪不但可使发热者体温下降,还可使正常人体温下降,这主要是药物作用机制不同。

(四)遗传因素

药物作用的差异有些是由遗传因素引起的,研究遗传因素对药物反应的影响的学科称为药物遗传学或遗传药理学,是药理学与遗传学相结合而发展起来的边缘学科。遗传因素对药物反应的影响比较复杂,因为体内的药物作用靶点、药物转运体和药物代谢酶等是在一定基因指导下合成的,基因的多态性使作用靶点、转运体和药酶呈现多态性,其性质和活性不同,影响了药物反应。所以,遗传基因的差异是构成药物反应差异的决定因素。这种差异主要表现为:种属差异、种族差异和个体差异。造成这些差异的因素既有先天因素,又有后天因素。

1. 种属差异

人与动物之间和动物与动物之间的差异称为种属差异。这种差异既有质的差异,也有量的差异。如吗啡对人、犬、大鼠和小鼠作用表现为行为抑制,而对猫、马、虎作用表现为兴奋作用。量的差异表现更为普遍。因此,临床前药理实验既要考虑到种属选择问题,又要考虑到剂量换算问题,不要将动物实验剂量外推为人用剂量。

2. 种族差异

不同种族的人群对药物的代谢和反应有着显著差别。乙酰化转移酶是许多药物如磺胺类、异烟肼、对氨基水杨酸、普鲁卡因胺等在体内的共同代谢酶。在人群中分为快代谢者和慢代谢者,因纽特人、日本人和中国人多数为快代谢者,而白种人多数为慢代谢者。这两类人群对药物消除的 $t_{1/2}$ 相差 2 倍以上。这种差异是由于基因变异所致的,如 CYP2D6 基因变异导致人群中异喹胍代谢差异。

3. 个体差异

在人群中即使是条件都相同,也有少数人对药物的反应有所不同,称为个体差异。个体差异在一卵双生个体间相差无几,而在双卵双生个体间却相差数倍之多。这种差异既有量反应差异,也有质反应差异。对于量反应差异,有些个体对药物剂量反应非常敏感,所需药量低于常用量,称为高敏性。反之,有些个体需使用高于常用量的药量方能出现药物效应,称为低敏性或耐受性。如正常人肝中维生素 K 环氧化酶能使氧化型维生素 K 还原成氢醌型维生素 K,参与凝血酶原的合成,华法林则通过抑制此酶而起抗凝作用,华法林耐受者由于此酶受体变异,与华法林的亲和力下降使药效降低。

对于质反应差异,某些过敏体质的人用药后可发生过敏反应,又称变态反应。是机体将药物视为一种外来物所发生的免疫反应。这种反应与剂量无关,且无法预知,仅发生于少数个体。轻者可引起发热、药疹、局部水肿,重者可发生剥脱性皮炎(如磺胺药)、过敏性休克(如青霉素)。这些个体用药前须做皮肤敏感试验(又称皮试),阳性者禁用,即使阴性者也应慎重用药。

4. 特异体质

某些个体用药后出现与常人不同的异常反应,此类个体称为特异体质。其主要原因与某些基因缺失有关。如在红细胞的磷酸戊糖代谢通路中,葡萄糖-6-磷酸脱氢酶(G-6-PD)使葡萄糖-6-磷酸脱下的氢传递给谷胱甘肽使之成为还原型谷胱甘肽(GSH),发挥抗氧化作用。当 G-6-PD 缺陷患者服用伯氨喹、阿司匹林、对乙酰氨基酚、磺胺呋喃类、蚕豆等有氧化作用的药物或食物时可使 GSH 缺乏,造成血红蛋白被氧化,导致溶血。缺乏高铁血红蛋白还原酶者不能使用硝酸酯类和磺胺类药物,以免出现发绀。缺乏血浆假性胆碱酯酶者不能使用琥珀胆碱,否则易引起呼吸停止。

二、药物方面因素

(一)药物理化性质

药物的溶解性使药物在水和油溶液中的分配比例不同,有机酸、有机碱在水溶液中不溶,制成盐剂后可溶于水。每种药物都有保存期限,超过期限的药物发生性质改变而失效,如青霉素 G 在干粉状态下有效期为 3 年,而在水溶液中极不稳定,需临用前现配。药物需在常温下干燥、密闭、避光保存,个别药物还需要在低温下保存,否则易挥发、潮解、氧化和光解。如乙醚易挥发、易燃;维生素 C、硝酸甘油易氧化;肾上腺素、去甲肾上腺素、硝普钠、硝苯地平易光解等。

(二)药物剂型

每种药物都有与其相适宜的剂型,采用不同途径给药可产生理想的药效。同种药物的不同剂型对药效的发挥也有影响,如片剂、胶囊、口服液等均可口服给药,但药物崩解、溶解速率不同,吸收快慢与量各异。注射剂中水剂、乳剂、油剂在注射部位释放速率不同,药物起效快慢、维持时间长短也不同。不同厂家生产的同种药物制剂由于制剂工艺不同,药物的吸收和药效也有差别。因此,为保证药物吸收和药效发挥的一致性,需要用生物等效性作为比较标准对上述药物制剂予以评价。随着生物制剂学的发展,近年来为临床提供了一些新的制剂,如缓释剂(SLF)、控释剂(CLF)。缓释剂是指药物按一级速率缓慢释放,可较长时间维持有效血药浓度产生持久药效。有的缓释剂以缓慢释放为主,称为延迟释放剂,有的缓释剂将不同释放速率的药物组合在一起,达到迅速起效和较长时间维持药效的效果,称为持续释放剂。控释剂是指药物按零级速率释放,使血药浓度稳定在有效浓度水平,产生持久药效。透皮贴剂属于这一类。如硝酸甘油透皮贴剂每日一贴,芬太尼透皮贴剂每三日一贴。另外,毛果芸香碱眼片放置于结膜囊内每周一次,子宫内避孕药每年一次。靶向药物制剂(如静脉乳剂微球制剂、脂质体制剂、纳米粒、纳米囊和纳米球制剂等)给药后,药物可在某些器官或组织中以较高浓度分布。如脂质体包裹的药物在体内被巨噬细胞作为异物而吞噬,定向分布于淋巴组织。肿瘤组织的血管壁内皮细胞间隙较正常组织大,将药物制成合适粒度的剂型可以使药物集中分布于肿瘤组织中而很少分布于正常组织中,发挥抗肿瘤作用。

(三)给药方法

1. 给药剂量

剂量指用药量。随剂量的加大,效应逐渐增强。不但程度增强还能改变效应性质。如镇静催眠药在小剂量时出现镇静效应,随着剂量增加,可依次出现催眠、麻醉甚至导致死亡。

2. 给药途径

选择不同给药途径可以影响药物的吸收和分布,从而影响药物效应的强弱,甚至出现效应性质的改变(如硫酸镁)。

(1)消化道给药

①口服:大多数药物最常用的给药方法。其优点为方便、经济,较注射给药相对安全。其缺点为许多药物易受胃肠内容物影响而延缓或减少吸收,有些可发生首过消除,甚至有些药物完全不吸收。另外口服不适合用于昏迷、呕吐、抽搐和急重症患者。

②口腔给药:口腔速崩片、口腔速溶片、口腔分散片、口腔速释片、口腔膜剂、滴丸和咀嚼片在咀嚼后均可通过口腔黏膜下丰富的毛细血管吸收,可避免胃肠道刺激吸收不完全和首过消除。如硝酸甘油片舌下给药缓解心绞痛急性发作。

③直肠给药:将药栓或药液导入直肠内由直肠黏膜血管吸收,可避免胃肠道刺激及药物被破坏。此法成人使用很不方便,对小儿较适宜,可以避免小儿服药困难及胃肠道刺激。目前国内适于小儿直肠给药的药物栓剂很少,限制其使用。

(2)注射给药

①肌内注射:药物在注射部位通过肌肉丰富的血管吸收入血,吸收较完全,起效迅速,其中水溶液 > 混悬液 > 油溶液。

②皮下注射:药物经注射部位的毛细血管吸收,吸收较快且完全,但对注射容量有限制。另外仅适合水溶液药物,如肾上腺素皮下注射抢救青霉素过敏性休克。

③静脉注射或静脉滴注:药物直接进入血液而迅速起效,适用于急重症的治疗。但静脉给药对剂量、配伍禁忌和给药速度有较严格的规定。

④椎管内给药:将药物注入蛛网膜下隙的脑脊液中产生局部作用,如有些外科手术需要做椎管麻醉(腰麻)。也可将某些药物注入脑脊液中产生疗效,如抗生素等。

(3)呼吸道给药(吸入给药):某些挥发性或气雾性药物常采用此种给药方法,挥发性药物主要是通过肺泡扩散进入血液而迅速生效,如全身麻醉药用于外科手术。气雾性药物主要是通过微小的液滴附着在支气管和细支气管黏膜,发挥局部作用,如沙丁胺醇气雾剂治疗支气管哮喘急性发作等。吸入给药的缺点是对呼吸道有刺激性。

(4)皮肤黏膜用药:将药物置于皮肤、黏膜局部发挥局部疗效,如外用搽剂、滴眼剂、滴鼻剂等。另外还有些药物虽然应用局部却发挥全身疗效,如硝酸甘油贴膜剂贴敷于心前区,药物透皮缓慢吸收,从而达到预防心绞痛发作的作用。

3. 用药时间

不同的药物有不同的用药时间规定。有的药物对胃刺激性强,应于餐后服用。催眠药应在临睡前服用。胰岛素应在餐前注射。有明显生物节律变化的药物应按其节律用药。

4. 给药间隔

一般以药物的半衰期为参考依据,但有些药物例外,如青霉素的 $t_{1/2}$ 为 30min,由于该药对人几无毒性,大剂量给药后经过数个 $t_{1/2}$ 后血药浓度仍在有效范围以内,加之大部分抗菌药有抗菌后效应(PAE),在此时间内细菌尚未恢复活力,因此给药间隔可适当延长。另外肝、肾功能不良者可适当调整给药间隔时间。给药间隔时间短易致累积中毒,反之,给药间隔时间长则血药浓度波动大。

5. 疗程

指给药持续时间。对于一般疾病,症状消失后即可停止用药,对于某些慢性病及感染性疾病应按规定的时间持续用药,以避免疾病复发或加重。

(四)长期用药

某些疾病需要长期用药,机体会相应产生一些反应。

1. 耐受性

指连续用药后出现的药物反应性下降。若在很短时间内产生称为快速耐受性或急性耐受性,停药后可以恢复,如麻黄碱、硝酸甘油、垂体后叶素等。反之若在长期用药后产生则称为慢速耐受性或慢性耐受性,如苯巴比妥。胰岛素既可产生急性耐受性又可产生慢性耐受性。若按引起耐受性的机制可分为药效耐受性和代谢耐受性。前者主要指由于受体数目减少、酶活性饱和、作用底物耗竭等使药物反应性降低;后者主要是肝药酶活性被诱导增强所致。苯巴比妥产生的耐受性与这两种机制均有关。病原体和肿瘤细胞在长期用药后产生的耐受性称为耐药性。

2. 依赖性

指长期用药后患者对药物产生精神性和生理性依赖需要连续用药的现象,旧称为成瘾性。若仅产生精神上的依赖性,停药后患者只表现为主观上的不适,无客观上的体征表现,称为精神依赖性。若患者对停药后有身体上的戒断症状,称为生理依赖性或躯体依赖性。

3. 撤药症状

医生应根据治疗需要和患者对药物的反应停止用药。大致分为中止用药和终止用药。前者是治疗期间中途停药,后者是治疗结束停药。对如何停药有具体要求,临时用药和短期用药可以立即停药,而有些药物长期使用后立即停药会引起停药反应,称为撤药症状,又称停药症状。如长期应用肾上腺皮质激素突然停药不但产生停药症状(肌痛、关节痛、疲乏无力、情绪消沉等),还可使疾病复发或加重,称为反跳现象。临床上应采取逐渐减量停药的方法避免发生撤药症状和反跳现象。

(五)药物相互作用

药物相互作用是指两种或两种以上药物不论给药途径是否相同,同时或先后应用所出现的原有药物效应增强或减弱的现象。

药物相互作用主要表现在两个方面。一是不影响药物在体液中的浓度但改变药理作用,表现为药物效应动力学的相互作用。其结果有两种,使原有的效应增强的协同作用和使原有·

效应减弱的拮抗作用。如氟烷使 β 肾上腺受体敏感性增强,故手术时用氟烷静脉麻醉容易引起心律失常。单胺氧化酶抑制药则通过抑制去甲肾上腺素失活,提高肾上腺素能神经末梢去甲肾上腺素的贮存量,从而增强通过促进去甲肾上腺素释放而发挥作用的药物的效应,如麻黄碱或酪胺。二是通过影响药物的吸收分布、代谢和排泄,改变药物在作用部位的浓度而影响药物作用,表现为药物代谢动力学的相互作用。如抑制胃排空的药物阿托品或阿片类麻醉药可延缓合并应用时药物的吸收。血浆蛋白结合率高的药物可被同时应用的另一血浆蛋白结合率高的药物置换,导致被置换药物的分布加快、作用部位药物浓度增高,临床效应或毒性反应增强。经肾小管分泌的药物如丙磺舒,可竞争性抑制青霉素分泌而延长其效应,也抑制其他药物如抗病毒药齐多夫定等的分泌。

对于药效曲线斜率大或治疗指数低的药物如抗凝药、抗心律失常药、抗癫痫药、碳酸锂、抗肿瘤药和免疫抑制药,使用时更应注意药物的相互作用,否则极易诱发或加重不良反应。

(六)合理用药

合理用药指在临床用药物治疗时,根据患者的具体情况正确选择药物类别、药物种类、药物剂型和药物配伍。临床由于不合理用药和盲目滥用药物给患者带来了严重后果和经济损失等。

合理用药的基本原则如下。

1. 明确诊断

使用药物之前首先要明确诊断,再考虑选择用药。某些急症患者如高热、剧痛等可适当降温、止痛到患者能够忍受的限度,但不可使症状消失,以免误诊。

2. 严格掌握药物适应证和禁忌证

明确诊断后根据患者病情和药物适应证选择药物,同时还要考虑注意事项和禁忌证。如患者患感染性疾病而又适宜选用青霉素 G,倘若患者无变态反应可以选用,否则就要选择其他不过敏的适宜药物。

3. 根据药物的特性选择剂型和给药途径

不同的给药途径都有若干种剂型可供选择。可根据病情的轻重缓急、药物特性、患者承受能力和经济状况选择。如某些急需应用起效快的注射剂型,某些慢性疼痛患者可选择长效或缓释剂型。

4. 确定剂量、疗程

根据病情和疗法确定用药剂量和疗程。如肾上腺皮质激素类有不同的疗法,使用剂量和疗程均不相同。另外,治疗期间还应根据病情变化随时调整剂量和疗程。

5. 科学的药物配伍

对需要采用两种及以上药物联合治疗时,要考虑药物之间的配伍和相互作用。如在使用抗菌药治疗感染性疾病时应明确致病菌对哪类抗菌药敏感,有针对性地使用,不要采用“撒网疗法”,否则易造成患者严重不良反应和细菌耐药性的形成。

三、其他因素

(一)时间因素

时间因素指机体内生物节律变化对药物作用的影响。研究生物节律与药物作用之间关系的学科称为时间药理学,又称为时辰药理学。生物体内的节律有多种,如昼夜节律、周节律、月节律、季节律、年节律等,其中以昼夜节律对药物影响最重要,研究最多。时间药理学主要表现在时间药物代谢、时间药物效应、时间毒理方面。

时间药物代谢涉及药物在体内过程的许多环节。主要是由各器官、组织、体液的生理性节律变化所致。如胃液 pH 在 08:00 左右最高,在夜间最低,某些弱酸性或弱碱性药物的吸收量即受此影响。一项试验中对 8 名患者分别于 09:00 和 21:00 服用茶碱,结果表明早晨服药的血药浓度明显高于晚间服药者。鉴于哮喘患者在晚间发作较白昼重而血药浓度晚间又较白昼低,因此按时间节律调整给药方案有着非常重要的临床意义。

在时间药物效应方面,众多的药物如中枢神经系统药物、心血管系统药物、内分泌系统药物、抗肿瘤药、抗菌药、平喘药等均有昼夜时间节律变化。肾上腺皮质激素分泌高峰出现在清晨,血浆浓度在 08:00 左右最高,而后逐渐下降,直至 00:00 左右达最低。临床上根据这种节律变化将此药由原来的每日分次用药改为每日 08:00 一次给药,提高了疗效,减轻了不良反应,使药物效应规律与体内生物节律同步,取得了公认的成效。相同剂量的镇痛药分别于白昼和夜间用药,其镇痛效果表现为白昼升高,夜间降低。胃酸的分泌高峰在夜间,某些患胃溃疡的患者易在夜间发病,H_2 受体阻断药西咪替丁在晚间用药能有效抑制胃酸分泌,减少发病。

药物对机体产生的毒性有时间节律变化。1950 年 Carlsson 首先发现尼可刹米对小鼠的毒性具有昼夜节律变化。LD_{50} 在 14:00 为 67%,02:00 为 33%。氨基糖苷类抗生素引起人的神经毒性和肾毒性与药物经肾排泄的时间节律有关。该类药物肾排泄高峰在白昼,低谷在夜间。相同的给药剂量在夜间容易形成体内蓄积,造成对神经和肾脏的毒性。减少夜间的给药剂量可以减轻其毒性。药物引起机体变态反应的程度有昼夜节律,如青霉素皮试反应最重是在午夜,反应最轻是在中午。

(二)生活习惯与环境

饮食对药物的影响主要表现在饮食成分、饮食时间和饮食数量。一般来说,药物应在空腹时服用,有些药物因对消化道有刺激,在不影响药物吸收和药效的情况下可以饭后服用,否则须饭前服用或改变给药途径。食物成分对药物也有影响,如高蛋白饮食可使氨茶碱和安替比林代谢加快;低蛋白饮食可使肝药酶含量降低,多数药物代谢速率减慢,还可使血浆蛋白含量降低,血中游离药物浓度升高;菜花和圆白菜中的吲哚类化合物和烤肉中的多环芳香烃类化合物均可使氨茶碱和安替比林代谢加快。吸烟对药物的影响主要是烟叶在燃烧时产生的多种化合物可使肝药酶活性增强,药物代谢速率加快,经常吸烟者对药物的耐受性明显增强。饮酒时乙醇可使多种中枢神经系统药物、血管扩张药、降血糖药等增强药效,长期小量饮酒可使肝药酶活性增强,药物代谢速率加快;急性大量饮酒使肝药酶活性饱和或降低,对其他药物的代谢速率减慢。饮茶主要影响药物的吸收,茶叶中的鞣酸可与药物结合减少其吸收,另外,茶碱还具有中枢兴奋、利尿、兴奋心脏等作用,可加强相应药物的作用。

人类生活与工作环境中的各种物质对机体的影响越来越明显,如食品、饮料中的各种添加剂,农作物中的杀虫剂,水中的重金属离子、有机物,空气中的粉尘、尾气排放物、燃烧物等长期与人接触,最终都会使肝药酶的活性改变,使药物活性受到一定影响。

第五节　药物治疗监测

一、治疗药物监测的基础

(一)血药浓度与药效

1. 血药浓度与其作用部位浓度的关系

药物进入机体后到达作用部位,与药物受体可逆性结合而产生药理作用。对大多数药物而言,药理作用的强弱和持续时间与其在作用部位的浓度成正比,但实际工作中由于技术上的困难,要直接测定局部的药物浓度,采集样本的难度大。此外,还受到医学伦理道德规范的限制,因此直接采集人体组织样品不具备临床可行性。目前,还不能直接测定药物受体部位的药物浓度,只能通过测定血液中的药物浓度间接了解药物在作用部位的浓度。因此,测定血液中的药物浓度可作为判断药物在受体部位浓度的间接指标。

血液中的药物有两种形式,一种是与血浆蛋白结合的结合型药物,另一种是游离型药物。由于只有游离型的药物才能通过细胞膜到达作用部位,产生药物疗效,因此测定游离型药物浓度才能较好地了解药物在作用部位的浓度。然而由于测定技术上的困难,目前普遍以血浆药物总浓度作为药物在作用部位浓度的检测指标。一般情况下,药物的总浓度及其变化能够反映出药理作用的强弱及持续时间的长短,但是在以下药物血浆蛋白结合率发生变化的情况下,药物总浓度的变化与游离型药物浓度变化并不平行。

(1)与血浆蛋白结合率高的药物,如抗心律失常药丙吡胺,其蛋白结合率依血药浓度而异,为35%~95%,呈现明显的浓度依赖性,表现为非线性动力学。但是该药的游离型浓度为线性动力学,游离型药物浓度与该药的抗心律失常作用的相关性明显优于总药物浓度。

(2)疾病改变了药物血浆蛋白结合率,如在肝硬化患者体内,奎尼丁的游离型药物浓度可增加3倍,但是总药物浓度变化并不明显。鉴于以上原因,说明血中游离型药物浓度与药理效应关系更为密切,因此克服游离型药物浓度测定上的困难,对真实反映血药浓度与药理效应之间的关系极为重要。

2. 药物剂量-浓度-效应间的关系

研究表明,相同的药物剂量给药后,在不同的种群之间其血药浓度各异,即使在同种群体不同个体之间也会产生很大的血药浓度差异。有人对42例癫痫患者每天服用苯妥英钠300mg后同一时间的血药浓度进行研究,发现苯妥英钠在有效血药浓度范围(10~20μg/mL)内的有11例(26.2%),低于治疗浓度(10μg/mL)的23例(54.8%),高于治疗浓度(20μg/mL)的8例(19%,包括超过中毒浓度30μg/mL的3例)。由此可见,服用药物剂量虽然相同,但对不同个体可表现为无效、有效或中毒等效应间的差异。相比之下,虽然不同个体尤其是不同种属间服用的药物剂量相差很大,但是只要产生的血药浓度相同,其药理效应就极为相似。如保泰松对兔和人的剂量分别为300mg/kg及10mg/kg,两者相差30倍,但10~20μg/mL是其产生抗炎作用的共同有效血药浓度。因此,与剂量相比,血药浓度和药理、效应的相关性更强。

3. 有效血药浓度范围

有效血药浓度范围是指最小有效浓度(MEC)与最小中毒浓度(MTC)之间的血药浓度,临床上常将此范围称为药物治疗窗。一个好的药物治疗方案是给予合理剂量后,在给药间隔内的血药谷浓度与峰浓度维持在治疗窗内,从而可以达到最佳疗效并且避免中毒反应。如果给药后血药浓度低于 MEC 则达不到疗效,超出 MTC 则发生药物中毒。如苯妥英钠的有效血药浓度范围是 $10 \sim 20\mu g/mL$,在此治疗窗内有抗癫痫及抗心律失常作用,当血药浓度低于 $10\mu g/mL$ 时无药理效应,达 $20 \sim 30\mu g/mL$ 时出现眼球震颤,达 $30 \sim 40\mu g/mL$ 时出现运动失调,超过 $40\mu g/mL$ 时出现精神异常甚至死亡。因此,有效血药浓度范围在 TDM 中是判断无效、有效和中毒的重要标志。

4. 目标浓度

血药浓度与药理效应之间的相关,可能因某些因素如衰老、疾病、合并用药等而产生变异,致使有效浓度范围在某个患者体内与一般人明显不同。为了避免机械地生搬硬套有效浓度所导致的个体患者治疗失误,近年来有人提出目标浓度这一概念。所谓目标浓度,指的是根据具体病情和药物治疗的目标效应为具体患者设定的血药浓度目标值,目标浓度的设立必须考虑治疗指征、个体患者的生理病理状况、患者的用药史等。目标浓度注重血药浓度与药理效应之间相关关系的个体化。与有效浓度范围不同,目标浓度既没有绝对的上下限也不是大量数据的统计结果。

(二)血药浓度与药效的相关模式

1. 血药浓度与药效呈直接关系

在多剂量给药达到稳态的情况下,血液中药物浓度与作用部位浓度达平衡状态,这时可以用纯粹的药效学模型来描述血药浓度-药效关系。例如对数线性模型,该模型提示在 $20\% \sim 80\%$ 最大效应范围内,效应强度和血药浓度的对数呈近似的线性关系,即:

$$E = A\log C + B$$

式中 E 为药物效应强度,C 为血药浓度,A 为直线斜率,B 为常数。

2. 药效滞后于血药浓度

药理效应和血药浓度之间的关系不一定都符合上述公式,某些药物的药理效应滞后于血药浓度的升高,即所谓滞后现象。某些药物在单剂量给药的情况下,药理效应滞后于血药浓度最为常见,这种滞后现象常由下述原因所致。

(1)药物向效应部位分布需要一定的平衡时间:如果效应部位处于血管分布较少、血流慢、流量小的周边室,药物从中央室进入周边室作用部位就需要经过一定的时间才能使药物浓度趋向平衡。在这种情况下,就会出现药理效应滞后于药物浓度的现象。例如,地高辛静脉给药后血药浓度一开始便处于峰值状态,而地高辛向心肌的分布一般需要 6h 左右才能达到平衡,此时血药浓度已经下降,但是地高辛却在血药浓度较低时呈现最大药理效应。

(2)药物的间接作用:很多药物到达效应部位很快,但起效很慢,这是由于药物需通过间接作用于某一活性递质才能起作用,这个过程需要一定的时间。所以血药浓度的变化和药理效应的变化在时间上就可能不一致。在临床用药时,应根据药物作用机制来分析药效滞后于血药浓度的原因,如华法林的抗凝血效应。华法林可抑制凝血酶原复合物的合成,使其体内浓度降低而产生抗凝作用,但华法林不影响凝血酶原复合物的分解,而这种分解过程速度很慢,所以通常在给药后数日华法林才呈现出最大抗凝作用。

(三)影响血药浓度的因素

在 TDM 中影响血药浓度的因素有很多,主要来自药物本身和机体两方面。药物本身因素主要包括药物的理化性质,药剂学因素、药物活性代谢产物、手性药物对映体等;机体因素包括年龄、性别等生理因素和病理因素,还包括遗传,以及各种生活习惯如吸烟、饮酒等。在 TDM 时一定要考虑上述因素对血药浓度的影响。

二、治疗药物监测的指征

在药物治疗中 TDM 固然重要,但并非所有患者都需要进行 TDM,也并不是对任何药物都必须开展 TDM。实施 TDM 的药物必须符合以下基础条件:①血药浓度变化可以反映出药物在作用部位的浓度变化;②药效与药物浓度的相关性超过与剂量的相关性;③药理效应不能用临床间接指标评价;④有效血药浓度范围已知。为了安全、有效、合理用药,在下列具体情况下应该进行 TDM。

(一)治疗指数低、毒性大、安全范围较窄的药物

治疗指数(TI)是衡量药物安全性的指标,常用半数致死量(LD_{50})和半数有效量(ED_{50})的比值来表示。治疗指数低的药物就是血药浓度安全范围窄,治疗量与中毒量十分接近的药物,容易发生不良反应和中毒,因此应该常规进行 TDM,如地高辛、锂盐、茶碱、奎尼丁、甲氨蝶呤、环孢素等。地高辛的有效血药浓度为 0.5 ~ 2.0ng/mL,但是超过 2.0ng/mL 则可出现中毒症状。即使按常规给药,地高辛的中毒发生率高达 35%,因此在使用地高辛进行治疗时,建议进行 TDM。

(二)体内消除按非线性药动学进行的药物

这类药物消除过程符合主动转运的特点,即转运速度与剂量或浓度无关,按恒量转运,即等量转运,单位时间内转运的百分比是可变的;半衰期不恒定,剂量加大,半衰期可超比例延长;曲线下面积与剂量不成正比,剂量增加,曲线下面积可超比例增加。任何耗能的逆浓度梯度转运的药物,因剂量过大均可超负荷而出现饱和限速,按非线性动力学过程消除。如乙醇、苯妥英钠、阿司匹林、双香豆素和丙磺舒等,可出现非线性动力学过程。这些具有非线性动力学特点的药物,在临床上剂量增加时,有时可使血药浓度突然升高而引起药物中毒,因此对于这类药物,临床上增加剂量给药时一定要加倍注意,应该在 TDM 下调整给药剂量。

(三)患有肝、肾、心脏等疾病

肝功能损害可导致肝脏代谢药物能力下降,如肝 CYP 含量在脂肪肝、酒精性肝炎和肝硬化时仅为正常肝的 63%、36% 和 47%。肝功能损害还可使血浆蛋白合成减少导致游离型药物浓度增加,如肝疾病时由于肝的功能下降,血浆中游离脂肪酸、胆红素以及尿素等内源性抑制物可蓄积。这些内源性抑制物能与药物竞争血浆蛋白的结合部位,从而也降低了药物与血浆蛋白的结合。由于肝疾患时多数药物血浆中游离型增多,容易导致药物过量和中毒。此外,肝硬化时导致肝血流量减少,使某些药物的肝内在清除率明显下降,如肝硬化时肝血流量减少,利多卡因的肝清除率明显降低;肾功能不全可导致肾排泄药物能力下降,特别是肾功能

不全老年患者用主要由肾排泄的药物时,如肾功能损害者单次口服双氢可待因的曲线下面积比正常人的曲线下面积高70%;心力衰竭患者的心排血量减少而导致肝肾血流量下降,使药物的消除减慢;上述原因均可严重影响药物的体内过程,导致药物在体内蓄积而发生中毒,因此应该进行 TDM,及时调整给药方案。

(四)治疗作用与毒性反应难以区分时

某些药物的治疗作用与毒性反应难以区分,此时进行 TDM 可以进行区别。如地高辛可治疗室上性心律失常,但也可由于其中毒反应而导致室上性心律失常,此时进行 TDM 可了解用药后的室上性心律失常是由于用药剂量不足还是给药过量所致。又如苯妥英钠中毒引起的抽搐与癫痫发作的抽搐不易区别,此时应进行 TDM。

(五)联合用药

联合用药时,有些药物可导致药物相互作用而影响其他药物的吸收、分布、代谢和排泄,因此需要通过 TDM 对给药剂量进行调整。如同为转运体 MDR1 底物的奎尼丁和依托泊苷合用时,由于奎尼丁抑制了小肠黏膜分泌转运体 MDR1,使依托泊苷不能经 MDR1 向肠腔分泌,导致其血药浓度升高,容易产生药物中毒。此时应根据 TDM 的结果调整依托泊苷的剂量。

(六)需要长期用药的患者

精神病、癫痫等患者需几年甚至几十年服用抗精神病药、抗癫痫药。在用药期间,患者的饮食习惯、生活习惯以及环境因素的改变,甚至年龄、体重、体脂肪量的变化都可能改变药物的体内过程。此外,由于长期用药,药物来源变更等可变因素也可能改变血药浓度,因此对这些患者应该进行定期 TDM。

(七)血药浓度个体差异大,具有遗传差异的药物

同一剂量的某些药物可能出现较大的血药浓度差异,如三环类抗抑郁药、抗凝血药华法林等,需根据 TDM 结果调整给药方案。一项给予华法林维持治疗的研究表明,受试病人平均每年需采 13.7 次血样进行 TDM,每人需要进行 4.3 次剂量调整,这说明 TDM 对临床药物治疗具有重要的指导意义。此外,用药后产生血药浓度个体差异是由于遗传导致药物代谢速率明显不同时,也应该进行 TDM,如遗传因素导致普鲁卡因胺的乙酰化代谢差异时要进行 TDM。

(八)其他

(1)除了以上指征外,出现以下情况时也应进行 TDM。

①当常规治疗剂量无效或常规剂量下出现毒性反应。

②对一些已知易于中毒但不得不用的药物以及对儿童及老年患者。

③对依从性差的患者,为确定治疗效果不佳是由于患者不按医嘱服时,TDM 为其指征。

④当法律上需要提供药物治疗依据或出现医疗纠纷的情况时,出示 TDM 的结果非常重要。

(2)应该指出,TDM 也有其局限性,对于下列情况一般不考虑进行 TDM。

①药物本身安全范围大,不易产生严重不良反应。

②有效血药浓度还不明确的药物。

③药理作用持续时间远比药物在血中停留时间长的药物。

④与作用部位的结合不可逆、血药浓度不能反映治疗效果的药物。

⑤血药浓度不能预测药理作用强度或血药浓度与治疗作用无关的药物等。

另外,开展 TDM 需要一定的人力和物力支持,如需要灵敏、先进的检测仪器和有一定经验和水平的工作人员,这些限制了 TDM 在一些中小型医院的开展。

三、治疗药物监测的临床意义

TDM 的临床应用范围很广,不仅涉及指导临床安全合理用药、个体化给药方案的制订、药物过量中毒的诊断、根据 TDM 的结果确定合理的给药间隔、进行药物遗传学监测等方面,还可以根据 TDM 来判断患者的用药依从性。此外,还可将 TDM 的结果作为法律、医疗差错、医疗纠纷的鉴定依据。

(一)指导临床合理用药

开展 TDM,根据血药浓度及患者药代动力学参数变化调整给药方案,对指导临床合理用药、提高临床治疗水平、减少或避免药物毒性反应具有重要的临床意义。如在 20 世纪 60 年代以前,对抗心律失常药普鲁卡因胺采用固定剂量给药,即每天 2 ~ 3g,分 3 ~ 4 次给药,此种给药方案经常导致不良反应或中毒。70 年代开展 TDM 以来,改变了传统经验模式,即不再开固定剂量处方,而是根据 TDM 调整给药方案,使普鲁卡因胺在预防和治疗严重室性心律失常方面变得更加安全和有效。又如按常规剂量、经验给予氨茶碱的血药浓度大多高于或低于治疗水平,只有 12% 处于治疗浓度范围,通过 TDM 调整给药剂量后,可使 95% 患者的血药浓度在治疗浓度范围,提高了疗效和安全性。有人报道,通过 TDM 及给药个体化,可使心力衰竭老年患者的地高辛中毒率由 44% 下降到 5% 以下。

(二)给药个体化

药物剂量和所产生的药理作用存在很大的个体差异,并非所有的患者在根据教科书或药品说明书中规定的剂量用药后都能产生相同的疗效,因此,理想的给药方案是实现给药个体化。给药个体化的目的就是有的放矢地调整个体患者给药方案,从而达到理想的治疗效果,避免药物毒性反应。因此,必须掌握药物的有效血药浓度范围和患者的个体化资料,通过测定体液中的药物浓度,计算出各种药动学参数,然后根据患者的具体情况设计出针对个人的给药方案。

(三)药物过量中毒的诊断

TDM 可为药物过量中毒的诊断和治疗提供客观的监测依据,这对于只靠临床观察不易及时确诊的病例显得尤为重要。如早期使用对乙酰半胱氨酸可保护肝,但其氧化代谢产物有肝毒性,可导致急性重型肝炎甚至死亡。服用中毒剂量的对乙酰氨基酚的初期中毒症状并不明显,通常在用药 3d 后才出现,而此时进行治疗已延误时机。因此,为了及时诊断和治疗,在服用对乙酰氨基酚的早期应该进行 TDM。相似的例子可见导致神经和肾损害的锂中毒。锂中毒的早期症状也不明显,易被临床忽略,因此在应用锂治疗的初期,建议进行 TDM。

(四)确定合理的给药间隔

根据药动学理论设计合理的给药间隔时间,是 TDM 的一项重要工作。常规的每日 3 次给予氨茶碱的给药间隔,往往因考虑上下班或交接班的方便而被护士将给药时间定在 8: 00、11: 30 和 17: 00 前,此时血药浓度常低于治疗浓度,不能很好地控制哮喘。而每隔 8h 的给药间隔则可使血药浓度维持在治疗浓度范围,较好地控制哮喘。

（五）药物遗传学监测

从遗传学角度讲,个体的药物代谢酶、转运体、靶蛋白或受体蛋白的遗传多态性是导致药物疗效和不良反应差异的真正原因。鉴于此,在临床药物治疗中,除了对生物样品进行 TDM 以外,在有条件的医院,还应该提倡和强调进行药物遗传学监测。所谓药物遗传学监测,是指通过药物代谢酶表型分型或基因分型来筛选个体的遗传多态性。基本方法是运用药物探针测定药物的代谢产物,从生化水平上衡量个体药物遗传学的差异,将药物在个体的代谢过程分为慢代谢型、中间代谢型、快代谢型和极快代谢型。

与传统的 TDM 相比,药物遗传学监测在给予患者药物之前就可预测到个体对该药的反应,其优点如下:

（1）取样多样化,对患者的创伤较小。如可利用唾液、发根或颊拭子等生物样品;

（2）可随时取样,不需要等待稳态条件;

（3）举一反三,即测定一个药物可预测多个遗传特性与其相关的药物;

（4）可解释药物产生个体差异的分子机制;

（5）对个体的监测结果可以用于此个体一生。

药物遗传监测的结果可以改变"千人一药,千人一量"的传统给药方法而达到"对异下药,量体裁衣",即对有药物遗传特性的个体患者采用特异的治疗药物,避免了在药物治疗中给个体患者毫无疗效的药物,同时不仅避免了药物的浪费,还提高了患者对药物治疗的依从性。但药物遗传学监测不能取代传统的 TDM。只有将两者有机地结合起来才能使临床药物治疗真正达到合理、有效、经济的目标,并能使鉴别和处理个体患者变得容易。例如,临床观察到某个体与群体有药效学差异,在需要调整治疗药物给药方案时,传统的 TDM 是证明个体获得有效治疗浓度范围的唯一方法,而药物遗传学监测可以解释该药物对该患者无效的原因。

随着全国医疗保健进入个体化治疗时代,除了采用传统的 TDM 检测患者血药浓度是否在治疗窗外,临床还应前瞻性地用患者的特异性遗传信息来监测药物治疗,即不仅对特殊个体采用最佳治疗药物,而且在治疗全过程均确保有效、安全的剂量。

目前,药物遗传学监测技术也有了较大的发展和进步,高通量基因芯片检测技术以及人源化基因操作动物模型的飞速发展,推动了 TDM 以及药物遗传学监测的研究。2004 年 12 月,美国 FDA 批准了第一个采用基因芯片技术对 CYP2D6 的基因变异进行筛查和基因分型的实验室遗传学检测方法。通过该检测,可以评估患者对受体拮抗剂、抗抑郁药、抗精神病药和抗肿瘤化疗药物等的代谢能力,这些药物均与 CYP2D6 相关,从而更确切地掌握个体患者临床用药量。

（六）判断患者的用药依从性

依从性决定了患者是否按医嘱用药。患者不按医嘱用药是治疗失败的原因之一。有人统计,大约有 60% 的患者不严格按医嘱用药。TDM 是判断患者是否按医嘱用药的重要手段。通过 TDM 的结果,可有理有据地劝说患者按医嘱用药,从而提高治疗效果。

（七）法律、医疗差错、医疗纠纷的鉴定依据

与用药有关的法律、医疗差错、医疗纠纷中,进行 TDM 可提供有价值的鉴定依据。据统计,TDM 工作开展较好的医疗机构中,由用药导致的医疗纠纷也减少。

第二章　特殊人群的用药指导

第一节　小儿和老年人用药

一、小儿不同发育阶段的用药特点

小儿发育可分为新生儿期、婴幼儿期和儿童期3个阶段,出生后28天内为新生儿期,出生后1个月-3岁为婴幼儿期,3-12岁为儿童期。

（一）新生儿期用药特点

新生儿的组织器官及生理功能尚未发育成熟,体内酶系统亦不十分健全,对药物的吸收、分布、代谢、排泄等体内过程,不同于其他年龄组儿童,更不同于成人。

1. 药物的吸收

（1）局部用药:新生儿体表面积相对较成人大,皮肤角化层薄,局部用药透皮吸收快而多,局部用药过多可致中毒。可引起中毒的药物有硼酸、水杨酸、萘甲唑啉,故要防止透皮吸收中毒。

（2）口服用药:新生儿胃黏膜尚未发育完全,胃酸分泌很少,使不耐酸的口服青霉素吸收较完全。胃排空的时间较长,磺胺类药等主要在胃内吸收的药物吸收较完全。

（3）注射给药:皮下或肌内注射,可因周围血循环不足而影响吸收分布,一般新生儿不采用。静脉给药吸收最快,药效也可靠。大多数静脉用药可由护士给药,但戊巴比妥钠、地西泮等作用剧烈的药物在使用时有引起急性中毒的可能,应由医师配合。另外,普萘洛尔、维拉帕米等少数药物较一般药物更易引起危险,故给药更应慎重。

2. 药物的分布

新生儿总体液量占体重的80%（成人为60%）,较成人高,因此水溶性药物在细胞外液稀释后浓度降低,排出也较慢。

影响药物分布的最重要因素是血浆蛋白与药物结合的程度。新生儿的血浆蛋白与药物的结合力低,药物游离型比例大,浓度高,易发生药物中毒。如新生儿使用苯巴比妥容易中毒,是由于婴幼儿血浆蛋白结合药物能力差,游离的苯巴比妥血药浓度过高所致。某些药物如磺胺类药、吲哚美辛、苯妥英钠、水杨酸盐、维生素K、安钠咖、毛花苷丙等可与血胆红素竞争血浆蛋白,使血中游离胆红素增加。新生儿血脑屏障尚未形成完全,胆红素易进入脑细胞内,使脑组织黄染,导致核黄疸,甚至引起死亡。

新生儿的组织中脂肪含量低,脂溶性药物不易与之充分结合,使血中游离药物浓度增高,容易发生中毒。

3. 药物的代谢

新生儿的酶系统尚不成熟和完备,某些药物代谢酶分泌量少且活性不足,诸如水解作用、氧化作用和还原作用等生化反应能力弱,药物代谢缓慢,血浆半衰期延长。如新生儿应用氯霉素后,由于缺乏葡糖醛酸转移酶,不能与葡糖醛酸结合成无活性的代谢物,导致血浆中游离的氯霉素增多,使新生儿皮肤呈灰色,引起灰婴综合征;新生霉素也有抑制葡糖醛酸转移酶的作用而引起高胆红素血症;磺胺类药、硝基呋喃类药也可使葡糖醛酸糖苷酶缺乏的新生儿出现溶血,所以新生儿用药时要考虑到肝酶的成熟情况,一般出生2周后肝脏处理药物的能力才接近成人水平。如新生儿黄疸不退,说明其肝药酶尚未发挥充分的解毒作用,应及时请医师处理或给予酶诱导剂(如苯巴比妥)产生酶促作用,使胆红素排出,黄疸消退。

4. 药物的排泄

新生儿肾脏有效循环血量及肾小球滤过率较成人低30% ~40%,对青霉素的廓清率仅及2岁儿童的17%。很多药物因新生儿的肾小球滤过能力低而影响排泄,致使血浆药物浓度高,半衰期也延长,此种情况在早产儿更显著,甚至可随日龄而改变。所以,一般新生儿用药量宜少,用药间隔时间应适当延长。新生儿肾功能的成熟过程需要8 ~12个月才能达到成人水平。

(二)婴幼儿期用药特点

婴幼儿期的药物代谢比新生儿期显著成熟,但从其解剖生理特点来看,发育依然尚未完全,用药仍需予以注意。

1. 口服给药

以糖浆剂为宜;口服混悬剂在使用前应充分摇匀;维生素AD滴剂绝不能给熟睡、哭闹的婴儿喂服,以免引起油脂吸入性肺炎。

2. 注射给药

由于婴儿吞咽能力差,且大多数不肯配合家长喂药,在必要时或对垂危患儿可采用注射方法,但肌内注射可因局部血液循环不足而影响药物吸收,故常用静脉注射和静脉滴注。

3. 婴幼儿期

神经系统发育未成熟,患病后常有烦躁不安、高热、惊厥,可适当加用镇静药,对镇静药的用量,年龄愈小,耐受力愈大,剂量可相对偏大。但是,婴幼儿使用吗啡、哌替啶等麻醉药易引起呼吸抑制,不宜应用。氨茶碱有兴奋神经系统的作用,使用时也应谨慎。

(三)儿童期用药特点

(1)儿童正处在生长发育阶段,新陈代谢旺盛,对一般药物的排泄比较快。

(2)注意预防水电解质平衡紊乱。儿童对水及电解质的代谢功能还较差,如长期或大量应用酸碱类药物,更易引起平衡失调,应用利尿药后也易出现低钠、低钾现象,故应间歇给药,且剂量不宜过大。

(3)激素类药物应慎用。一般情况下尽量避免使用肾上腺皮质激素,如可的松、泼尼松(强的松)等;雄激素的长期应用使骨骼闭合过早,影响生长发育。

(4)骨和牙齿发育易受药物影响。四环素可引起牙釉质发育不良和牙齿着色变黄,孕妇、哺乳期妇女及8岁以下儿童禁用四环素类抗生素。动物实验证实氟喹诺酮类药物可影响幼年动物软骨发育,导致承重关节损伤,因此应避免用于18岁以下的儿童。

二、小儿用药注意事项

药师应了解小儿不同发育时期的解剖生理特点、药物的特殊反应,严格掌握用药指征,坚持合理用药,才能取得良好疗效。杜绝滥用抗生素、非甾体抗炎药和维生素的现象。

（一）严格掌握剂量,注意间隔时间

由于小儿的年龄、体重逐年增加,体质强弱各不相同,用药的适宜剂量也有较大的差异。近年来肥胖儿童比例增高,根据血药浓度测定发现,传统的按体重计算剂量的方法,往往导致血药浓度过高,因此必须严格掌握用药剂量。同时,还要注意延长间隔时间,切不可给药次数过多、过频。在疗效不好或怀疑过量时,应通过测定血药浓度来调整给药剂量和间隔时间。

（二）根据小儿特点,选好给药途径

一般来说,能吃奶或耐受经鼻饲给药的婴幼儿,经胃肠给药较安全,应尽量采用口服给药。新生儿皮下注射容量很小,药物可损害周围组织且吸收不良,故不适用于新生儿。早产儿皮肤很薄,多次肌内注射可发生神经损伤,最好不用。较大的婴幼儿,循环较好,可用肌内注射。婴幼儿静脉给药,一定要按规定速度滴注,切不可过急,要防止药物渗出引起组织坏死;要注意不断变换注射部位,防止反复应用同一血管引起血栓静脉炎。另外,婴幼儿皮肤角化层薄,药物很易透皮吸收,其至中毒,切不可涂得过多过厚,用药时间不要过长。

三、小儿禁用的药物

小儿禁用的药物见表 2-1-1。

表 2-1-1　小儿禁用药物

药物	禁用范围	药物	禁用范围
四环素类	8 岁以下儿童	地西泮	6 个月以下幼儿
氯霉素	新生儿	吗啡	1 岁以下幼儿
磺胺类药	新生儿	芬太尼	2 岁以下幼儿
去甲万古霉素	新生儿	左旋多 E	3 岁以下幼儿
呋喃妥因	新生儿	硫喷妥钠	6 个月内幼儿
氟喹诺酮类药物	18 岁以下儿童	丙磺舒	2 岁以下幼儿
苯丙胺	婴幼儿	依他尼酸	婴儿
哌啶醇	婴幼儿	苯海拉明	早产儿、新生儿
羟嗪	婴儿	酚酞	婴儿
对乙酰氨基酚	新生儿	噻嘧啶	婴儿
吲哚美辛	14 岁以下儿童	甲氧氯普胺	婴幼儿

四、老人患病的特点

（一）起病隐袭,症状多变

老人对各种致病因素的抵抗力及对环境的适应能力均减弱,而容易发病。同时由于老人反应性低下,对冷热、疼痛反应性差,体温调节能力也低,故自觉症状常较轻微,临床表现往往不典型。

（二）病情难控，恶化迅速

老人各种器官功能减退，机体适应能力下降，故一旦发病，病情常迅速恶化。

（三）多种疾病，集于一身

老年患者一人多病的现象极为常见。一种是多系统同时患有疾病，另一种是同一脏器、同一系统发生多种疾病。

（四）意识障碍，诊断困难

老年患者，几乎不论患何种疾病，均容易出现嗜睡、昏迷、躁动或精神错乱等意识障碍和精神症状，使老人疾病的早期诊断增加困难。

（五）此起彼伏，并发症多

老年患者随着病情变化，容易发生并发症，主要有：

（1）肺炎；

（2）失水和电解质失调；

（3）血栓和静脉栓塞症；

（4）多脏器衰竭；

（5）其他，如出血倾向、压疮等。

五、老年人药动学特点与药效学特点

（一）老人的药动学特点

1. 吸收

老人胃排空延缓，胃酸分泌减少，胃液的 pH 值升高，一些酸性药物分解增多，吸收减少；小肠黏膜表面积减少，有效吸收面积减少。这些胃肠道功能的变化对药物被动扩散方式的吸收没有影响，如阿司匹林、对乙酰氨基酚、保泰松、复方磺胺甲噁唑等，但对于按主动转运方式吸收的药物则吸收减少，如维生素 B_1、维生素 B_6、维生素 B_{12}、维生素 C、铁剂、钙剂等。

2. 分布

老人药物分布容积减小，血浆蛋白含量降低，直接影响药物与蛋白的结合，使游离药物浓度增加，作用增强。如高蛋白结合率的华法林，常规用量就有出血的危险。地高辛、地西泮的分布容积随年龄增长而降低。

3. 代谢

肝脏的代谢分解与解毒能力明显降低，容易受到药物的损害，同时机体自身调节和免疫功能也降低，因而也影响药物的代谢。肝药酶的合成减少，酶的活性降低，药物转化速度减慢，血浆半衰期延长，如利多卡因、苯巴比妥、咖啡因、普萘洛尔、哌唑嗪、氯丙嗪、哌替啶、阿司匹林、保泰松等。由于老人的肝功能低下，对于一些药物分解的首过效应能力降低，利多卡因的首过效应也很强，老人使用也应减量。

4. 排泄

老人的肾功能在衰减，影响药物的排泄，使药物在体内积蓄，容易产生不良反应或中毒。当老人使用经肾排泄的常量药物时特别是使用地高辛、氨基糖苷类抗生素、苯巴比妥、四环素类、头孢菌素类、磺胺类、普萘洛尔等药时要慎重。解热镇痛药中的非那西丁、朱砂（含汞）以及含马兜铃酸的中药可致肾损害,老人要避免使用。

（二）老人的药效学特点

1. 对中枢神经系统药物的敏感性增高

包括镇静催眠药、抗精神病药、抗抑郁药、镇痛药等,特别是在老人缺氧、发热时更为明显。老人出现精神紊乱首先要排除中枢神经系统药物所致。

2. 对抗凝血药的敏感性增高

老人对肝素和口服抗凝血药非常敏感,一般治疗剂量即可引起持久的血凝障碍,并有自发性内出血的危险。

3. 对利尿药、抗高血压药的敏感性增高

各种利尿药与抗高血压药的药理作用增强,许多药物包括吩噻嗪类、β受体拮抗剂、血管扩张药、左旋多巴、三环类抗抑郁药、苯二氮䓬类与利尿药可引起直立性低血压,其发生率与严重程度均较青壮年为高。

4. 对肾上腺素β受体激动药与拮抗药的敏感性降低

老人心脏肾上腺素β受体敏感性降低,对肾上腺素β受体激动药与拮抗药反应均减弱。

六、老人常用药物的不良反应

（一）镇静安眠药

如地西泮、氯氮䓬等,易引起神经系统抑制,表现有嗜睡、四肢无力、神经模糊及口齿不清等。长期应用苯二氮䓬类药物可使老人出现抑郁症。

（二）解热镇痛药

如阿司匹林、对乙酰氨基酚,对于发热尤其是高热的老人,可导致大汗淋漓,血压及体温下降,四肢冰冷,极度虚弱甚至发生虚脱。长期服用阿司匹林、吲哚美辛等可导致胃出血,呕吐咖啡色物及引起黑便。

（三）抗高血压药

如胍乙啶、利血平、甲基多巴长期应用易导致抑郁症。

（四）抗心绞痛药

如硝酸甘油可引起头晕、头胀痛、心动过速,可诱发或加重青光眼;硝苯地平可出现面部潮红、心慌、头痛等反应。

（五）抗心律失常药

如胺碘酮可出现室性心动过速。美西律可出现眩晕、低血压、手足震颤、心动过速和房室传导阻滞。

（六）β受体拮抗剂

如普萘洛尔可致心动过缓,心脏停搏,还可诱发哮喘,加重心力衰竭。

（七）利尿药

如呋塞米、氢氯噻嗪可致脱水、低血钾等不良反应。

（八）庆大霉素、卡那霉素

与利尿药合用可加重耳毒性反应,可致耳聋,还可使肾脏受损。由于一些药物对肾脏产生毒性,老人应该避免使用四环素、万古霉素等药,羧苄西林、庆大霉素、头孢菌素类、多粘菌素需减量或适当延长间隔时间。因大量应用广谱抗生素,可导致肠道菌群失调或真菌感染等严重并发症。

（九）降糖药

如胰岛素、格列齐特等,因老人肝肾功能减退,易发生低血糖反应。

（十）抗心力衰竭药

如地高辛等强心苷可引起室性早搏、房室传导阻滞及低钾血症等洋地黄中毒反应。

（十一）抗胆碱药

如阿托品、苯海索和抗抑郁药丙咪嗪等,可使老年前列腺增生患者抑制排尿括约肌而导致尿潴留。阿托品亦可诱发或加重老年青光眼,甚至可致盲。

（十二）抗过敏药

如苯海拉明、氯苯那敏等可致嗜睡、头晕、口干等反应。

（十三）肾上腺皮质激素类

泼尼松、地塞米松等长期应用可致水肿、高血压,易使感染扩散,亦可诱发溃疡病出血。

（十四）维生素及微量元素

如维生素 A 过量可引起中毒,表现为厌食、毛发脱落、易发怒激动等,维生素 E 摄入过量会促使静脉血栓形成、头痛及腹泻等病症;微量元素锌补充过量可致高脂血症及贫血;硒补充过多,可致慢性中毒,引起恶心、呕吐、毛发脱落、指(趾)甲异常。

七、老人用药注意事项

（一）不用或少用药物

老人除急症或器质性病变外,一般应尽量少用药物。老人的用药原则是:应用最少药物和最低有效量来治疗。一般合用的药物控制在 3～4 种。

（二）合理选择药物

1. 抗菌药

由于致病微生物不受人体衰老的影响,因此抗菌药的剂量一般不必调整,但需注意老人生理特点,其体内水分少,肾功能差,容易在与青年人的相同剂量下造成高血药浓度与毒性反应。对肾与中枢神经系统有毒性的抗菌药,如链霉素、庆大霉素,应尽量不用,此类药更不可联合应用。

2. 肾上腺皮质激素

此类激素可引起骨折和股骨头坏死,特别是股骨颈骨折,故应尽量不用,更不能长期大剂量治疗,如必须应用,须加钙剂及维生素 D。

3. 解热镇痛药

如吲哚美辛、保泰松、安乃近等,容易损害肾脏;而出汗过多又易造成老人虚脱。

4. 利尿药

利尿过猛,会引起有效循环血量不足和电解质紊乱。噻嗪类利尿药不宜用于糖尿病和痛风患者。老人在降压过程中容易发生直立性低血压,不能降得太低或过快。最好不用利血平,因其能加重老人的抑郁症状。老人利尿降压宜选用吲达帕胺。

（三）选择适当的剂量

老人初始用药应从小剂量开始,逐渐增加到最合适的剂量,每次增加剂量前至少要间隔 3

个血浆半衰期。根据不同情况调整给药次数、给药方式或换用其他药物。这样的剂量原则,对主要由原型经肾排泄的药物、安全性差的药物以及多种药物同时合用更为重要。另外,老人药物清除率下降,为了避免药物在体内蓄积中毒,在临床上可以:

(1)减少每次给药剂量;

(2)延长每次给药间隔时间;

(3)二者都改变。

（四）药物治疗要适度

血压降至135/85mmHg左右即可,如更低会影响脑血管及冠状动脉的灌注,甚至诱发缺血性脑卒中。大剂量抗心律失常药,有较大的副作用,室性早搏能控制到偶发室性早搏2~3次/分,适可而止。患急性疾病的老人,病情好转后应及时停药,不要长期用药。如需长期用药时,应定期检查用药情况是否与病情需要相符,同时定期检查肝、肾功能,以便及时减量或停药。例如,心肌梗死后合并暂时性心力衰竭以及有窦性心律的代偿性心力衰竭患者长期服用地高辛、高血压患者长期服用抗高血压药或利尿药。

（五）注意药物对老人其他疾病的影响

老人常患有多种慢性病,例如同时患有青光眼、男性前列腺增生、中枢神经疾病,而在老人中枢神经疾病的药物治疗中,有不少药物具有抗胆碱作用,如不加注意,可引起尿潴留和青光眼恶化。

（六）提高老人用药依从性

依从性差与年龄无关,而与用药品种多少密切相关,即用药品种越多,依从性越差。提高老年患者的依从性,有以下方面值得注意:

(1)老年患者的治疗方案应尽可能简化;

(2)药物制剂以糖浆剂或溶液剂较好;

(3)药物的名称与用法应写清楚,难记的名称可用形象化的颜色、编号或名称来代表;

(4)药瓶要便于打开使用;

(5)家属、亲友、邻居应对患老年性痴呆、抑郁症或独居的老年患者用药进行督查。

第二节　妊娠和哺乳期妇女用药

一、药物对孕妇的影响

妊娠早期(妊娠初始3个月)易受药物的影响引起胎儿畸形。如雌激素、孕激素等常可致胎儿性发育异常;甲氨蝶呤可致颅骨和面部畸形、腭裂等。妊娠后期应用依托红霉素(无味红霉素)引起阻塞性黄疸并发症的可能性增加。妊娠晚期服用阿司匹林可引起过期妊娠、产程延长和产后出血。过量服用含咖啡因的饮料,可使孕妇不安、心动过速、失眠,甚至厌食。此外,妇女在妊娠期对泻药、利尿药和刺激性较强的药物比较敏感,可能引起早产或流产,应注意。

在孕妇营养不足的情况下,应适当补充铁、钙、叶酸、维生素 B_1 和 B_6;在钩虫病、血吸虫病高发区的孕妇和贫血孕妇应常规补充铁。

二、不同孕期的用药特点

(一)细胞增殖早期

在受精后半个月以内,几乎见不到药物的致畸作用。器官发生期为药物致畸的敏感期,此期为受精后的 3 周~3 个月(高敏感期为妊娠 21~35d)。此期如胚胎接触毒物,最易发生先天畸形。药物对胎儿的致畸作用可表现为形态,也可表现为功能。

(二)胎儿形成期

此期指妊娠 3 个月至足月,为胎儿发育的最后阶段,器官形成过程已大体完成,除中枢系统或生殖系统可因有害药物致畸外,其他器官一般不致畸,但根据致畸因素的作用强度及持续时间也可影响胎儿的生理功能和发育成长。

三、药物对胚胎和胎儿的不良影响

(一)畸形

妊娠早期最易受药物的影响而引起胎儿畸形。沙利度胺(反应停)可引起胎儿肢体、耳、内脏畸形;雌激素、孕激素和雄激素常引起胎儿性发育异常;叶酸拮抗剂如甲氨蝶呤,可致颅骨和面部畸形、腭裂等;烷化剂如氮芥类药物引起泌尿生殖系异常;其他如抗癫痫药(苯妥英钠,三甲双酮等)、抗凝血药(华法林)、乙醇等均可引起畸形。

(二)神经中枢抑制和神经系统损害

妊娠期妇女服用镇静、安定、麻醉、止痛、抗组胺药或其他抑制中枢系统的制剂,可抑制胎儿精神活动,并改变脑的发育;产程中给孕妇麻醉药(如麻醉乙醚)、镇痛药(如吗啡、哌替啶)、镇静药(如地西泮),可引起胎儿神经中枢抑制及神经系统损害,娩出的新生儿呈现不吃、不哭,体温低,呼吸抑制或循环衰竭等。

(三)溶血

临产期使用某些药物如抗疟药、磺胺类药、硝基呋喃类、解热镇痛药如氨基比林、大剂量脂溶性维生素 K 等,对红细胞缺乏葡萄糖-6-磷酸脱氢酶者可引起溶血。妊娠后期孕妇使用双香豆素类抗凝血药、大剂量苯巴比妥或长期服用阿司匹林可导致胎儿出血,甚至死胎。

(四)其他不良影响

(1)氨基糖苷类抗生素可致胎儿永久性耳聋及肾脏损害。

(2)妊娠 5 个月后用四环素可使胎儿牙齿黄染,牙釉质发育不全,骨生长障碍。

(3)噻嗪类利尿药可引起死胎,胎儿电解质紊乱,血小板减少症。

(4)氯喹引起视神经损害、智力障碍和惊厥。

(5)长期应用氯丙嗪可致胎儿视网膜病变。

(6)抗甲状腺药如丙硫氧嘧啶、甲巯咪唑、碘剂可影响胎儿甲状腺功能,导致死胎,先天性甲状腺或胎儿甲状腺肿大,甚至压迫呼吸道引起窒息。

(7)孕妇摄入过量维生素 D 导致新生儿血钙过高,智力障碍,肾或肺小动脉狭窄及高血压。

(8)妊娠期缺乏维生素 A 引起新生儿白内障。

(9)分娩前应用氯霉素可引起新生儿循环障碍和灰婴综合征。

(10)普萘洛尔、泼尼松及中枢神经抑制药均可影响胎儿发育,并要特别重视妊娠后半期对胎儿发育的危害性。

四、妊娠期妇女用药注意事项

(一)了解不同药物在妊娠期对胎儿的影响,安全选药

(1)在妊娠期用药过程中要注意用药时间宜短不宜长,剂量宜小不宜大。

(2)有条件的单位应注意测定孕妇血药浓度,以便既可使靶器官获得有效的药物浓度,又可保证胎儿体内的浓度不至太高。

(3)凡属于临床验证的新药,以及疗效不确定的药物都不要用于孕妇。

(二)要谨慎使用可引起子宫收缩的药物

(1)垂体后叶素、缩宫素等子宫收缩药小剂量即可使子宫阵发性收缩,大剂量可使子宫强直收缩。用于催产时,如果产妇骨盆小、粘连变形、胎儿大、分娩有困难者,用此类药引产则有子宫破裂之危险,故禁用。对催产素有禁忌证的产妇绝对不能应用,对适应合用缩宫素的产妇,应用时也要特别谨慎。

(2)麦角胺、麦角新碱等也可引起子宫强直性收缩,临床上主要用于产后出血,但在胎盘娩出前禁用此药,否则可引起胎儿窒息死亡。

(三)要权衡利弊

(1)对疑有感染的孕妇,最好是根据药敏试验结果选药。

(2)致病菌尚未明确时,应在临床诊断的基础上,首先考虑对患者的利弊并注意对胎儿的影响选用抗真菌药,一般多采用内酰胺类药物。

(3)对致病菌不明的重感染者,宜联合用药。

五、妊娠期妇女禁用药物的常见品种

(一)抗感染药

链霉素、依托红霉素、琥乙红霉素、氯霉素(孕晚期禁用)、米诺环素、多西环素、吡哌酸、诺氟沙星、环丙沙星、氧氟沙星、左氧氟沙星、培氟沙星、依诺沙星、洛美沙星、司帕沙星、莫西沙星、加替沙星、氟罗沙星、磺胺嘧啶(邻近分娩禁用)、磺胺甲噁唑(邻近分娩禁用)、磺胺异噁唑(邻近分娩禁用)、甲硝唑(前3个月禁用)、呋喃唑酮、依曲康唑、利巴韦林、伐昔洛伟、膦甲酸钠、甲苯咪唑、左旋咪唑(孕早期禁用)、阿苯达唑、乙胺嘧啶。

(二)神经系统用药

左旋多巴、溴隐亭(孕妇早期禁用),卡马西平、扑米酮、夸西泮、咪达唑仑、巴比妥、异戊巴比妥、水合氯醛、地西泮(前3个月禁用)、奥沙西泮、氯西泮、氯硝西泮、三唑仑、艾司唑仑、赖氨酸阿司匹林(孕晚期禁用)、尼美舒利、双氯芬酸钠/米索前列醇、金诺芬、阿明诺芬、别嘌醇、麦角胺、丁丙诺啡、戊四氮、贝美格、吡拉西坦、他克林。

(三)循环系统用药

地尔硫䓬(注射剂禁用)、美托洛尔(孕中晚期禁用)、索他洛尔(孕中晚期禁用)、比索洛尔、丁咯地尔、阿托伐他丁、洛伐他丁、普伐他丁、氟伐他丁、非诺贝特、辛伐他丁、阿昔莫司、普

奈洛尔（孕中晚期禁用）、吲达帕胺（妊娠高血压患者禁用）、卡他普利、依那普利、咪达普利、被那普利、培哚普利、福辛普利、西拉普利、阿罗洛尔、卡维他洛、尼群地平、非洛他平、赖诺普利（孕中晚期禁用）、厄贝沙坦（孕中晚期禁用）、特拉唑嗪、肼苯达嗪、利血平、呋塞米、布美他尼（前3个月禁用）。

（四）呼吸系统用药

厄多司坦、喷托维林、氯哌斯汀、非诺特罗、曲尼斯特。

（五）消化系统用药

雷贝拉唑钠、三甲硫苯嗪、哌仑西平、枸橼酸铋钾、胶体果胶铋、碱式碳酸铋、胶体酒石酸铋、米索前列醇、罗莎前列醇、恩前列素、甘珀酸钠、吉法酯、醋氨乙酸锌、奥沙拉嗪钠、生长抑素、复方铝酸鼻、匹维溴铵、托烷司琼、甲氧氯普胺、茶苯海明（孕早、晚期禁用）、柳酸钠、蓖麻油、欧车前亲水胶体、地芬诺酯、复方樟脑酊、硫普洛宁、甘草酸二胺、甲磺酸加贝酯、乙型肝炎疫苗注射剂、非布丙醇、曲匹布通、羧甲香豆素、鹅去氧胆酸、细布曲明、奥曲肽、阿糖腺苷、柳氮磺吡啶（邻近分娩禁用）、特利加压素、醋酸兰瑞肽、托烷司琼。

（六）泌尿系统用药

布美他尼（前3个月禁用）、醋甲唑胺、醋羟胺酸、鞣酸加压素。

（七）皮肤科用药

维A酸、异维A酸、阿达帕林。

（八）血液及造血系统用药

血凝酶、云南白药、伊诺肝素、（孕早期禁用）、华法林、双香豆素、双香豆素乙酯、醋硝香豆素、茴茚二酮、苯茚二酮、东陵精纯抗栓酶、去纤酶、羟乙基淀粉、西洛他唑、沙格雷酯、吲哚布芬、伊洛前列素、氯贝丁酯。

（九）激素有关药物

曲安奈德、雌二醇、戊酸雌二醇、炔雌醇、雌三醇、尼尔雌醇、己烯雌酚、甲地孕酮、尿促性速、氯米芬、亮丙瑞林、曲普瑞林、甲地孕酮、左炔诺孕酮、孕三烯酮、氯地孕酮、羟孕酮、米非司酮、卡前列素、卡前列甲酯、甲苯磺丁脲、格列苯脲、格列吡嗪、格列齐特、格列喹酮、格列美脲、苯乙双胍、二甲双胍、瑞格列奈、降钙素、碘化钾、重组人生长激素。

（十）抗过敏药及免疫调节药

苯海拉明（孕早期禁用）、西替利嗪（孕早期禁用）、依巴斯汀、左卡巴斯汀、曲尼司特、青霉胺、环孢素、他克莫司、硫唑嘌呤、咪唑立宾、抗人淋巴细胞免疫球蛋白、来氟米特、麦考酚酯、雷公藤总苷、基因工程干扰素、重组人白细胞介素Ⅱ。

（十一）抗肿瘤药

氮芥、美法仑、氧氮芥、异环磷酰胺、甘磷酰芥、雌莫司汀、卡莫司汀、洛莫司汀、司莫司汀、尼莫司汀、福莫司汀、噻替派、卡培他滨、甲氨蝶呤、巯嘌呤、硫鸟嘌呤、硫唑嘌呤、氟尿嘧啶、氟尿苷、卡莫氟、去氧氟尿苷、氟尿脱氧核苷、替加氟、阿糖胞苷、吉西他滨、丝裂霉素、平阳霉素、柔红霉素、多柔比星、表柔比星、阿柔比星、伊达比星、长春新碱、长春地辛、长春瑞滨、依托泊苷、替尼泊苷、拓扑替康、伊立替康、紫杉醇、他莫昔芬、托瑞米芬、福美坦、依西美坦、氨鲁米特、来曲唑、阿那去做、甲羟孕酮、甲地孕酮、亮丙瑞林、利妥昔单抗、三氧化二砷、靛玉红、米托蒽醌。

（十二）生物制品

森林脑灭活疫苗、冻干黄热病活疫苗、冻干流行性腮腺炎活疫苗、流行性出血热灭活疫苗(Ⅰ型、Ⅱ型)、水痘减毒活疫苗、冻干风疹活疫苗、斑疹伤寒疫苗、霍乱疫苗、甲型肝炎活疫苗、伤寒菌苗、伤寒副伤寒甲乙菌苗、伤寒Ⅵ多糖菌苗、钩端螺旋体菌苗、冻干鼠疫活菌苗、冻干人用布氏菌病活疫苗、霍乱菌苗。

（十三）生化制品

降纤酶、促红细胞生成素、阿糖腺苷。

（十四）维生素、营养及调节水、电解质和酸碱平衡药物

丙氨磷酸二钠、羟乙磷酸钠、氯屈磷酸钠、阿伦林磷酸钠、伊班磷酸钠、葡萄糖酸锌。

六、可在乳汁中排泄的药物

（一）分子量

一般分子量小于200的药物和在脂肪与水中都有一定溶解度的物质较易通过细胞膜。

（二）血浆蛋白结合能力

只有在母体血浆中处于游离状态的药物才能进入乳汁，而与母体血浆蛋白结合牢固的药物如华法林不会出现在乳汁中。

（三）药物的解离度

药物的解离度越低，乳汁中药物浓度就越低。

（四）弱碱性药物

如红霉素，易于在乳汁中排泄，而弱酸性药物(如青霉素)较难排泄。

七、哺乳期妇女用药注意事项

（一）选药慎重，权衡利弊

药物对母亲和所哺育的婴儿会有哪些危害和影响，如所用药物弊大于利则应停药或选用其他药物和治疗措施。对可用可不用的药物尽量不用；必须用者要谨慎应用，疗程不要过长，剂量不要过大。用药中要观察不良反应。

（二）适时哺乳，防止积蓄

避免在乳母血药浓度高峰期间哺乳；避免使用长效药物及多种药物联合使用，尽量选用短效药物，以单剂疗法代替多剂疗法，以减少药物在乳儿体内蓄积的机会。

（三）非用不可，选好代替

哺乳期母亲必须用药时，应选择对母亲和胎儿危害和影响小的药物替代。例如：母乳患泌尿系统感染时，不用磺胺类药，而用氨苄西林代替。

（四）代替不行，人工哺育

如果乳母必须使用药物进行治疗，而此药对婴儿会带来危害时，可暂时采用人工喂养。

八、哺乳期妇女禁用药物

（一）抗感染药

链霉素、氯霉素、林可霉素、米诺环素、多西环素、吡哌酸、诺氟沙星、环丙沙星、氧氟沙星、左氧氟沙星、培氟沙星、依诺沙星、洛美沙星、氟罗沙星、磺胺嘧啶、柳氮磺吡啶、磺胺甲噁唑、磺胺异噁唑、特比萘芬、伊曲康唑、两性霉素 B、利巴韦林、膦甲酸钠、阿苯达唑、替硝唑、乙胺嘧啶。

（二）神经系统用药

左旋多巴、金刚烷胺、卡马西平、苯巴比妥、唑吡坦、甲喹酮、奥沙西畔、氯硝西泮、三唑仑、氟哌利多、氟哌啶醇、氯普噻吨、氟伏沙明、赖氨酸阿司匹林、对乙酰氨基酚、可待因、尼美舒利、双氯芬酸钠/米索前列醇、萘普生、金诺芬、别嘌醇、麦角胺、羟考酮、丁丙诺啡、戊四氮、贝美格、士的宁、吡拉西坦、他克林。

（三）循环系统用药

地尔硫草、比索洛尔、丁咯地尔、氟桂利嗪、阿托伐他丁、洛伐他丁、普伐他丁、非诺贝特、辛伐他丁、阿昔莫司、培哚普利、福辛普利、西拉普利、比索洛尔、卡维他洛、厄贝沙坦、特拉唑嗪、乌拉地尔。

（四）呼吸系统用药

厄多司坦、喷托维林、氯哌斯汀、右美沙芬、倍氯美松。

（五）消化系统用药

泮托拉唑、埃索美拉唑、雷贝拉唑钠、胶体酒石酸铋、米索前列醇、罗莎前列醇、恩前列素、甘珀酸钠、膜固思达、生长抑素、复方铝酸鼻、匹维溴铵、托烷司琼、西沙必利、依托比例、茶苯海明、酚酞、欧车前亲水胶体、地芬诺酯、次水杨酸铋、复方樟脑酊、玛洛替酯、硫普洛宁、非布丙醇、奥利司他、奥曲肽、乌司他丁、柳氮磺吡啶、醋酸兰瑞泰、甲磺酸萘莫司他、雷莫斯琼、托烷司琼。

（六）泌尿系统用药

环噻嗪、苯噻嗪、泊利噻嗪、贝美噻嗪、乙酰唑胺、醋甲唑胺、黄酮哌酯。

（七）血液及造血系统用药

双香豆素乙酯、茴苟二酮、苯茚二酮、东菱精纯抗栓酶、去纤酶、非格司亭、西洛他唑、吲哚布芬、伊洛前列素、氯贝丁酯。

（八）激素类

曲安奈德、雌二醇、戊酸雌二醇、炔雌醇、雌三醇、尼尔雌醇、己烯雌酚、亮丙瑞利、炔诺酮、甲地孕酮、左炔诺孕酮、孕三烯酮、氯地孕酮、羟孕酮、米非司酮、卡前列素、卡前列甲酯、甲苯磺丁脲、格列本脲、苯乙双胍、二甲双胍、瑞格列奈、降钙素、卡比马唑、碘化钾。

（九）抗变态反应药及免疫调节药

苯海拉明、曲普利啶、青霉胺、环孢素、他克莫司、硫唑嘌呤、咪唑立宾、抗人淋巴细胞免疫球蛋白、来氟米特、雷公藤总苷、基因工程干扰素。

（十）抗肿瘤药

氮芥、苯丁酸氮芥、美法仑、氧氮芥、异环磷酰胺、甘磷酰芥、雌莫司汀、卡莫司汀、洛莫司汀、尼莫司汀、福莫司汀、白消安、甲氨蝶呤、氨蝶呤、硫唑嘌呤、氟尿嘧啶、氟尿苷、卡莫氟、去氧氟尿苷、氟尿脱氧核苷、替加氟、阿糖胞苷、吉西他滨、丝裂霉素、平阳霉素、柔红霉素、多柔比星、阿柔比星、伊达比星、长春瑞滨、依托泊苷、替尼泊苷、拓扑替康、伊立替康、紫杉醇、他莫昔芬、托瑞米芬、福美坦、依西美坦、氨鲁米特、来曲唑、阿那去做、甲羟孕酮、甲地孕酮、亮丙瑞林、戈舍瑞林、曲普瑞林、丙卡巴肼、顺铂、卡铂、奥沙利铂、羟基脲、亮脯利特、利妥昔单抗、曲妥珠单抗、门冬酰胺酶、靛玉红、米托蒽醌。

（十一）生物制品

森林脑灭活疫苗、流行性出血热灭活疫苗、斑疹伤寒疫苗、霍乱疫苗、伤寒菌苗、伤寒副伤寒甲乙菌苗、伤寒Ⅵ多糖菌苗、钩端螺旋体菌苗、冻干鼠疫活菌苗、冻干人用布氏菌病活疫苗。

（十二）生化制品

降纤酶。

（十三）维生素、营养及调节水、电解质和酸碱平衡药物

阿伦林磷酸钠、伊班磷酸钠、葡萄糖酸锌。

第三节　肝功能不全者用药

一、肝功能不全时药动学和药效学特点

肝功能损害时，药动学主要的改变是药物的吸收、体内分布及代谢清除。

（一）对药物吸收的影响

肝脏疾病时，主要在肝脏内代谢清除的药物首过作用减弱，生物利用度提高，体内血药浓度明显提高，药物的作用增强，而药物不良反应发生率也可能升高。

（二）对药物在体内分布的影响

在肝脏疾病时，血浆中白蛋白浓度下降，使药物的血浆蛋白结合率下降，游离型药物浓度增加，使该药物的作用加强，同时不良反应也可能相应增加，尤其对于蛋白结合率高的药物，其影响更为显著。

（三）对药物代谢的影响

肝脏疾病患者，口服阿司匹林、普萘洛尔等药物后，血药浓度上升，生物利用度增强。某些需要在体内代谢后才具有药理活性的前体药如可待因、依那普利、环磷酰胺等药物效应降低。

肝功能损害时的药效学改变：慢性肝功能损害导致药物作用和药理效应发生改变，药物的药理效应可表现为增强或减弱。慢性肝病时，在应用治疗范围的药物剂量时，游离血药浓度相对升高，不仅使其药理效应增强，也可能使不良反应的发生率相应增加。例如临床上对慢性肝病患者中给予巴比妥类药物往往诱发肝性脑病，即与肝功能损害时药效学的改变有关。

二、肝功能不全患者用药原则

（1）明确诊断，合理用药。

（2）避免或减少使用对肝毒性大的药物。

（3）注意药物相互作用，特别应避免肝毒性的药物合用。

（4）肝功能不全而肾功能正常的患者可选用对肝毒性小，并且通过肾脏排泄的药物。

（5）初始用药时宜小剂量，必要时进行 TDM，做到给药方案个体化。

（6）定期检查肝功能，及时调整治疗方案。

三、肝病患者慎用的药物

肝病患者慎用的药物见表2-4-1。

表 2-4-1 肝病患者慎用的药物

损害类别	药物
代谢性药肝	氯丙嗪、三环类抗抑郁药、抗癫痫药、抗菌药、抗风湿药、抗甲状腺药、免疫抑制剂、口服避孕药、甲睾酮和其他蛋白同化激素、巴比妥类、甲基多巴等
急性实质性药肝	
剂量依赖性肝细胞坏死	对乙酰氨基酚、非甾体抗炎药
非剂量依赖性肝细胞坏死	异烟肼、对氨基水杨酸、氟烷、三环类抗抑郁药、单胺氧化酶抑制药、抗癫痫药、肌松药、抗溃疡药、青霉素衍生物、抗真菌药、利尿药、梅托诺尔、钙通道阻滞剂、奎尼丁、鹅去氧胆酸、可卡因、双硫仑
药物引起的脂肪肝	
以胆汁淤积性损害为主	异烟肼、甲氨蝶呤、苯妥英钠、巴比妥、糖皮质激素、四环素、水杨酸类、丙戊酸钠等
肝肉芽肿浸润	异烟肼、呋喃类、青霉素衍生物、磺胺药、抗癫痫药、阿司匹林、金盐、别嘌醇、保泰松
慢性实质性药肝	
活动性慢性肝炎	甲基多巴、呋喃妥因、丹曲林、异烟肼、对乙酰氨基酚
慢性胆汁淤积	氯丙嗪、丙咪嗪、甲苯磺丁脲、红霉素、噻苯达唑、丙戊酸、非诺洛芬
肝纤维化和肝硬化	甲氨蝶呤、烟酸、维生素 A
肝磷脂和酒精肝炎样	环乙哌啶、胺碘酮
药物引起的胆管病变——硬化性胆管炎	氟尿嘧啶
药物引起的肝血管病变	
布卡综合征	口服避孕药、达卡巴嗪
静脉栓塞性疾病	天荠菜、野百合和狗舌草生物碱、硫唑嘌呤、噻苯达唑、硫鸟嘌呤、环磷酰胺、环孢素、多柔比星、丝裂霉素、卡莫司汀、雌激素、半胱氨酸
肝窦状隙损害,包括扩张、紫癜肝、周边豆状细纤维化、肺硬化性门静脉高压、小节再生性增生、肝动脉和门静脉血栓	硫唑嘌呤、口服避孕药、雄激素、蛋白同化类固醇、维生素 A、甲氨蝶呤、巯嘌呤等
肝脏肿瘤	
良性肿瘤	口服避孕药、雌激素和蛋白同化类固醇
病灶性小节增生	口服避孕药
肝细胞癌	口服避孕药、雄激素和蛋白同化类固醇

第四节　肾功能不全者用药

一、肾功能不全时药动学与药效学特点

（一）吸收

肾功能不全患者肾单位数量减少，肾小管酸中毒。如维生素 D 羟化不足，可导致肠道钙吸收减少。慢性尿毒症患者伴有胃肠功能紊乱，如腹泻、呕吐，这些均减少药物的吸收。

（二）分布

1. 肾功能损害能改变药物与血浆蛋白的结合率。一般而言，酸性药物血浆蛋白结合率下降（苯妥英钠、呋塞米）；而碱性药物血浆蛋白结合率不变（普萘洛尔、筒箭毒碱）或降低（地西泮、吗啡）。

2. 肾功能不全，药物分布容积也可改变。大多数药物表现为分布容积增加，消除加快，半衰期缩短。某些蛋白结合率低的药物如庆大霉素、异烟肼等分布容积无改变。例外的是，地高辛分布容积减少。

3. 肾功能不全所致药物蛋白结合率及分布容积改变的临床意义很难预测。

（三）代谢

由于肾功能受损，药物的代谢也可能发生改变。如药物的氧化反应加速，还原和水解反应减慢，对药物的结合反应影响不大。肾功能损害患者对苯妥英钠、苯巴比妥和普萘洛尔的排泄均较正常人快。

（四）排泄

肾功能损害时，主要经肾脏排泄的药物消除减慢，药物在体内蓄积作用加强，甚至产生毒性反应。如：地高辛、普鲁卡因胺、氨基糖苷类抗生素排泄减慢。某些药物在体内的代谢产物仍有药理活性，甚至毒性，肾功能受损时，这些代谢产物在体内蓄积产生毒性反应和副作用。其中最典型的是普鲁卡因胺。在肾功能不全时，抗生素不能及时排出，发生积蓄，更易出现毒性反应。

（五）机体对药物的敏感性

尿毒症患者常伴有电解质及酸碱平衡紊乱；低血钾可降低心脏传导性，因而增加洋地黄类、奎尼丁、普鲁卡因胺等药物的传导抑制作用；酸血症和肾小管酸中毒可对抗儿茶酚胺的升压作用。

二、肾功能不全患者用药原则与慎用药物

（一）用药原则

（1）明确诊断，合理选药。

（2）避免或减少使用肾毒性大的药物

（3）注意药物相互作用，特别应避免有肾毒性的药物合用。

（4）肾功能不全而肝功能正常者可选用双通道（肝肾）排泄的药物。

（5）根据肾功能的情况调整用药剂量和给药间隔时间，必要时进行 TDM，设计个体化给

药方案。

(二)慎用药物见表2-4-2。

表2-4-2 肾功能不全患者慎用药物

损害类别	药物
肾小球功能障碍	非甾体抗炎药、四环素类抗生素、抗高血压药(如普萘洛尔、可乐定、利血平、米洛地尔、硝普钠、甲基多巴、哌唑嗪、尼卡地平、卡托普利及硝苯地平等)、两性霉素B、环孢素等
急性肾小球肾炎	利福平、肼苯达嗪、青霉素、依那普利等
肾小球肾炎及肾病综合征	金制剂、锂制剂、铋制剂、青霉素、丙磺舒、卡托普利、非甾体抗炎药、氯磺丙脲、利福平、甲巯咪唑、华法林、可乐定、干扰素、磺胺类药等
肾小管损害	头孢菌素、丝裂霉素、口服避孕药、甲硝唑(儿童)、磺胺类药、噻嗪类利尿剂、别嘌呤、卡马西平、格列本脲、苯妥英钠、奎尼丁、青霉胺、链激酶、苯丙胺、吡罗昔康及生物制品等
肾小管功能障碍	硫嘌呤、锂制剂、格列本脲、四环素类、两性霉素B、秋水仙碱、利福平、长春新碱等
急性肾小管坏死	氨基糖苷类抗生素、鱼精蛋白、地尔硫䓬、氢化可的松、卡托普利(低钾及血容量可加重毒性)、抗肿瘤药(如顺铂)、卡莫司汀、甲氨氟烷、两性霉素B、克林霉素、头孢菌素类及造影剂
急性肾衰竭	
泌尿系阻塞	镇静催眠药、阿片制剂、抗抑郁药、溴苄胺、钾及麦角丁胺、麦角衍生物、甲基多巴、解热镇痛药、吗啡及海洛因等镇痛药、抗凝血药、磺胺类药、甲氨蝶呤、过量巴比妥类、乙醇、利福平、氯琥珀胆碱、硫嘌呤及造影剂等
血管阻塞	氨基己酸、噻嗪类利尿药、磺胺类药、糖皮质激素、青霉素、肼苯达嗪、普鲁卡因胺、奎尼丁、丙硫氧嘧啶等
肾间质及肾小管损害	氨基糖苷类抗生素、四环素类、利福平、磺胺类药、头孢噻吩及青霉素类、环孢素、多粘菌素B、造影剂、过量右旋糖酐-40
肾前尿毒症	锂盐、强利尿药、四环素类
渗透性肾病	甘露醇、过量右旋糖酐-40、甘油及大量葡萄糖
间质性肾炎	头孢菌素、青霉素类、庆大霉素、对氨基水杨酸、利福平、异烟肼、乙胺丁醇、多粘菌素B、粘菌素、呋喃妥因、多西环素、磺胺类药、氢氯噻嗪、呋塞米、阿米洛利、丙磺舒、非甾体抗炎药(如吡罗昔康、布洛芬、吲哚美辛、托美丁、舒林酸、阿司匹林、甲氯芬那酸、非那西丁、非诺洛芬及保泰松等)、西咪替丁、硫唑嘌呤、环孢素、干扰素、别嘌呤、卡托普利、普萘洛尔、甲基多巴、苯丙胺、苯妥英钠、苯巴比妥、苯茚二酮等

续表

损害类别	药物
肾结石	维生素 D、维生素 A 及过量抗酸药(如三硅酸镁)、乙酰唑胺、非甾体抗炎药、替尼酸、大剂量维生素 C(4~6g/d)、磺胺类、丙磺舒及甲氨蝶呤
尿潴留	吗啡、阿片、哌替啶、可待因、罗通定、吲哚美辛、肾上腺素、麻黄碱、阿托品、山莨菪碱、溴丙胺太林、樟柳碱、喷托维林、异丙醇、苯海拉明、氯苯那明、赛庚啶、羟嗪、黄酮哌酯、溴丙胺太林、氯丁替诺、氯丙嗪、奋乃静、氯哌啶醇、多赛平、丙米嗪、氯米帕明、苯海索、普罗吩胺、氯美扎酮、丙吡胺、阿普林定、普萘洛尔、拉贝洛尔、尼群地平、硝苯地平、硝酸甘油、氟桂利嗪、氨茶碱、呋塞米、可乐定、甲基多巴、胍那苄、林可霉素、头孢唑林、诺氟沙星、吡哌酸、异烟肼、西咪替丁、曲克芦丁、镇静催眠药、烟碱、氨基苯酸等
尿失禁	氯哌啶醇、氯丙嗪、甲基多巴、哌唑嗪
血尿	头孢菌素类、多肽抗生素、吡哌酸、诺氟沙星、麦迪霉素、甲硝唑、氨基糖苷类抗生素、多黏菌素、青霉素类、磺胺类药、抗结核药、西咪替丁、雷尼替丁、卡托普利、环磷酰胺、环孢素、解热镇痛药、抗凝血药、阿普唑仑、甲苯达唑

第五节　透析患者用药

一、血液透析的适应证和相对禁忌证

(一)血液透析适应证

(1)急性肾衰竭。

(2)慢性肾衰竭。

(3)急性药物或毒物中毒。适用于水溶性、与蛋白和血浆成分结合较少的小分子药物或毒物中毒。

(4)其他。如高钙血症、高尿酸血症、高镁血症、梗阻性黄疸患者的术前准备。

(二)血液透析的相对禁忌证

血液透析无绝对禁忌证,患者出现下述情况时血液透析应该慎重考虑:

(1)严重休克;

(2)心功能衰竭或心律失常不能受体外循环;

(3)急性脑出血及其他严重出血;

(4)精神异常不合作者;

(5)恶性肿瘤晚期,极度衰竭者。

二、腹膜透析的适应证

1.急性肾衰竭

2.慢性肾衰竭

3.急性中毒

如巴比妥、地西泮与抗抑郁药,生物毒素如鱼胆、蜂毒与毒蕈碱,农药,杀虫剂中毒如除草剂等。

4. 其他

如急性胰腺炎,广泛性化脓性腹膜炎,肝性脑病,黄疸及牛皮癣等;器质性心脏病,慢性肾衰竭,凝血功能障碍如血友病,颅内出血伴有肾衰竭等。

三、透析患者给药剂量的调整

采用透析疗法时,药物可能会从患者的血液中经透析被清除。一般情况下,分子量大于500的药物、低水溶性的药物、血浆蛋白结合率高的药物、分布容积大的药物不易通过透析膜被清除。

四、透析患者用药注意事项

(一)严格按医嘱用药

要尽量减少使用药物种类,并且使用能够达到药效的最低剂量及保证药效的给药时间。

(二)透析患者常用药物

1. 磷结合剂

健康的肾脏可以清除额外的磷,磷不能通过透析充分地被清除,因而蓄积于血液中,出现高磷血症。

2. 维生素 D

部分透析患者需要服用维生素 D,应在晚上睡前服药。

3. 铁剂

铁剂不要在服用钙剂的同时服用,因两者互相络和而不能发挥药效。

4. 维生素 B 和维生素 C

腹膜透析患者每天补充维生素 C、维生素 B_1 和维生素 B_6。

5. 泻药

透析过程中有时易形成便秘,可通过增加食物中纤维素的含量来通便。如果单纯食疗不能解决便秘问题,可使用适当缓泻药,如开塞露、乳果糖等。

6. 红细胞生成素(EPO)

许多透析患者使用 EPO 以提高身体中红细胞量。

7. 非甾体解热镇痛药

透析患者可以服用对乙酰氨基酚等镇痛药,避免服用阿司匹林。

(三)许多透析患者因特殊需要使用的其他药物

1. 胰岛素

糖尿病腹膜透析患者也可以在灌液前将胰岛素注入透析液袋内,使胰岛素随透析液从腹腔吸收入血从而降低血糖。

2. 肝素

进入透析液的肝素会停留在透析液中,不会进入身体。

3. 抗高血压药

很多腹膜透析患者用抗高血压药需要逐渐减量,大多数患者甚至不需要再服用抗高血压药。

4. 抗生素

可以用口服抗生素或将抗生素注射液注入透析液中。

第三章　抗生素类药物

第一节　β-内酰胺类抗生素

一、克拉维酸钾

（一）其他名称

棒酸钾。

（二）性状

为无色针状结晶,易溶于水,水溶液不稳定。

（三）药理学

本品是由棒状链霉菌所产生的一种新型 β-内酰胺抗生素,仅有微弱的抗菌活性,但可与多数 β-内酰胺酶牢固结合,生成不可逆的结合物。它具有强力而广谱的抑制 β-内酰胺酶的作用,不仅对葡萄球菌的酶有作用,而且对多种革兰阴性菌所产生的酶也有作用,因此为一有效的 β-内酰胺酶抑制药。

口服 125mg,1~2h 内平均血清峰药浓度为 2.3μg/mL,在 6h 内,血清 AUC 为 5μg/(mL·h),$t_{1/2}$约为 1h。本品在体内分布较广,可渗入许多体液中,但在脑组织和脑脊液中浓度甚微。在 6h 内,有 25%~40% 药物以原形由尿排泄。

单独应用无效。常与青霉素类药物联合应用以克服微生物产 β-内酰胺酶而引起的耐药性,提高疗效。

二、舒巴坦

（一）其他名称

舒巴克坦,青霉烷砜钠。

（二）ATC 编码

J01CG01。

（三）性状

常用其钠盐,为白色或类白色结晶性粉末,溶于水,在水溶液中尚稳定。

（四）药理学

本品为不可逆性竞争型 β-内酰胺酶抑制剂,由合成法制取。可抑制 β-内酰胺酶Ⅱ—Ⅴ等型酶(对Ⅰ型酶无效)对青霉素、头孢菌素类的破坏;与氨苄西林联合应用可使葡萄球菌、卡他球菌、奈瑟球菌、嗜血杆菌、大肠杆菌、克雷白杆菌、部分变形杆菌以及拟杆菌等微生物对氨苄西林的最低抑菌浓度(MIC)下降而增效,并可使产酶菌株对氨苄西林恢复敏感;而单独应用则仅对奈瑟球菌淋球菌、脑膜炎球菌有抗菌作用,但较少单独应用。

在消化道吸收很少,注射后很快分布到各组织中,在血液、肾、心、肺、脾、肝中的浓度均较高,主要经肾排泄,尿中有很高浓度,正常人脑组织中浓度甚低,$t_{1/2} < 1h$。

（五）制剂

注射用舒巴坦钠:0.5g;1g。

三、他唑巴坦

（一）其他名称

三唑巴坦。

（二）ATC 编码

J01CG02。

（三）性状

常用其钠盐,为白色或类白色结晶性粉末,水中溶解度 50mg/mL,为澄清无色溶液。

（四）药理学

本品既属 β-内酰胺类抗生素,又为 β-内酰胺酶抑制剂,但其抗菌作用微弱;而具有较广谱的抑酶功能,作用比克拉维酸和舒巴坦强。临床上常与 β-内酰胺类抗生素联合应用。

第二节　林可霉素和克林霉素

林可霉素由链丝菌产生,克林霉素是林可霉素 7 位-OH 为-Cl 取代而成,两者具有相同的抗菌谱。由于克林霉素抗菌作用更强、口服吸收好,且毒性较小,故临床较为常用。

一、体内过程

克林霉素较林可霉素口服吸收好,且不受食物影响。两药都能渗入骨及其他组织,前者的血药浓度约为后者的 2 倍,但不易透过血脑屏障,其 $t_{1/2}$ 为 2～2.5h,药物主要在肝代谢灭活,约90%经尿排出。

二、抗菌作用

两药对金葡菌(包括耐青霉素者)、溶血性链球菌、草绿色链球菌、肺炎球菌及大多数厌氧菌都有良好抗菌作用,但对革兰阴性菌大都无效。两药的抗菌机制相同,能与核蛋白体 50S 亚基结合,抑制肽酰基转移酶,使蛋白质肽链的延伸受阻。红霉素与林可霉素能互相竞争结合部位而呈拮抗作用,故不宜合用。

三、临床应用

主要用于急、慢性敏感菌引起的骨及关节感染,对于厌氧菌也有较好疗效,林可霉素尤为常用。

四、不良反应

两药口服或注射均可引起胃肠道反应,一般反应轻微,表现为胃纳差,恶心、呕吐、胃部不适和腹泻,但也有出现严重的假膜性肠炎者,多见于林可霉素。在我国林可霉素类较常见的不良反应为休克,而且休克和死亡病例与静脉滴注过快、剂量大有密切关系。大剂量快速静脉注射可引起血压下降、心电图改变、潮红、发热感等心血管反应,甚至可致心搏骤停。因此,林可霉素不可直接静脉推注,宜稀释后静脉滴注,且滴速要慢。此外,林可霉素还可致转氨酶升高、黄疸等,肝功能不全者慎用,长期应用应定期检查血象和肝功能。

第三节　大环内酯类抗生素

一、概述

大环内酯类抗生素均具有大环内酯环基本结构而命名。目前临床应用的大环内酯类抗生素按其化学结构可分为:十四元环,如红霉素、克拉霉素、罗红霉素;十五元环,如阿奇霉素;十六元环,如醋酯麦迪霉素、交沙霉素。新大环内酯类中已进入临床应用的品种有阿奇霉素、克拉霉素、罗红霉素。本类药物的抗菌谱和抗菌活性基本相似,对多数革兰阳性菌、军团菌属、衣原体属、支原体属、厌氧菌等具良好抗菌作用。大多品种供口服,吸收后血药峰浓度较低,但在组织和体液中的分布广泛,肝、肾、肺等组织中的浓度可高出血药浓度数倍;在胸腔积液、腹腔积液、脓液、痰、尿、胆汁等均可达到有效浓度,不易透过血-脑屏障。

本类药物主要在肝脏代谢,从胆汁中排出,胆汁中浓度可为血药浓度的 10~40 倍,进行肝肠循环,粪中含量较高。血和腹膜透析后极少被清除。

(一)大环内酯类抗生素的主要适应证

(1)溶血性链球菌、肺炎链球菌等革兰阳性菌感染,可作为上述感染青霉素过敏患者的替代选用药。

(2)军团菌病。

(3)支原体属感染。

(4)衣原体属感染。

(5)百日咳。

(6)白喉带菌者。

(7)用于对青霉素过敏患者的风湿热和心内膜炎的预防等。

(二)大环内酯类抗生素的主要不良反应

食欲减退、呕吐、腹泻等胃肠道反应,红霉素尤显著,在一定程度上限制了本类药物的临床应用。

近年来开发的新品种如罗红霉素、克拉霉素、阿奇霉素等,在药效学、药动学特性以及不良反应等方面较沿用品种均有所改进。阿奇霉素对革兰阴性菌如流感嗜血杆菌、卡他莫拉菌、淋病奈瑟菌的抗菌作用是红霉素的 2~8 倍,新品种对支原体属、衣原体属的作用也有所增强。新品种对胃酸的稳定性增加,生物利用度高,血药浓度和组织浓度增高,新品种的血中半衰期延长,每日的给药剂量及给药次数减少,胃肠道反应等不良反应也明显减轻,临床适应证有所扩大。

二、红霉素

(一)作用与用途

本品属大环内酯类抗生素,为抑菌剂,对葡萄球菌属、各群链球菌和革兰阳性杆菌、奈瑟菌属、流感嗜血杆菌呈现敏感。本品对除脆弱拟杆菌和梭杆菌属以外的各种厌氧菌亦具抗菌活性;对军团菌属也有抑制作用。静脉滴注后立即达血药浓度峰值,24h 内静脉滴注 2g,平均血药浓度为 2.3~6.8mg/L。空腹口服红霉素碱肠溶片 250mg 后,3~4h 内血药浓度达峰值,平均约为 0.3mg/L。吸收后以肝、胆汁和脾中的浓度为最高,在肾、肺等组织中的浓度可高出血药浓度数倍,在胆汁中的浓度可达血药浓度的 10 倍以上。血清蛋白结合率为 70%~90%,血中半衰期为 1.4~2h。红霉素主要在肝中浓缩和从胆汁排出,并进行肠肝循环,2%~5% 的口服量和 10%~15% 的注入量自肾小球滤过排除。本品可作为青霉素过敏患者治疗溶血性链球菌、肺炎链球菌感染的替代用药,亦作为军团菌病、衣原体肺炎、支原体肺炎、风湿热复发、感染性心内膜炎的预防用药等。

(二)注意事项

胃肠道反应多见,肝毒性少见,但肝功能不全者慎用。本品可抑制卡马西平和丙戊酸等的代谢,导致后者血药浓度增高而发生毒性反应。与阿司咪唑或特非那丁等抗组胺药合用可增加心脏毒性,与环孢素合用可使后者血药浓度增加而产生肾毒性。本品可导致服用华法林患者凝血酶原时间延长,另可抑制茶碱的正常代谢。

(三)用法与用量

1. 成人

静脉滴注,每次 0.5~1g,每日 2~3 次。治疗军团菌病剂量需增加至每日 3~4g,分 4 次滴注;口服,每日 0.75~2g,分 3~4 次。用于风湿热复发的预防用药时,每次 0.25g,每日 2 次。

2. 儿童

静脉滴注,每日按体重 20~30mg/kg,分 2~3 次;口服,每日按体重 20~40mg/kg,分 3~4 次。乳糖酸红霉素滴注液的配制:先加灭菌注射用水 10mL 至 0.5g 乳糖酸红霉素粉针瓶中或加 20mL 至 1g 乳糖酸红霉素粉针瓶中,用力振摇至溶解。然后加入生理盐水或其他电解质溶液稀释,缓慢静脉滴注,注意红霉素浓度在 1%~5%。

(四)制剂与规格

(1)注射用乳糖酸红霉素粉针剂:按红霉素计 0.25g(25 万 U);

(2)片剂:0.125g(12.5 万 U)。

密封,干燥处保存。

三、琥乙红霉素

(一)别名

利君沙。

(二)作用与用途

本品属大环内酯类抗生素,为红霉素的琥珀酸乙酯,在胃酸中较红霉素稳定。其他见红霉素。

（三）注意事项

见红霉素。

（四）用法与用量

口服。

1. 成人

每日 1.6g，分 2～4 次；军团菌病，每次 0.4～1g，每日 4 次；衣原体感染，每次 800mg，每 8 小时 1 次；共 7d。

2. 儿童

按体重每次 7.5～12.5mg/kg，每日 4 次；或每次 15～25mg/kg，每日 2 次；严重感染每日量可加倍，分 4 次服用；百日咳患儿，按体重每次 10～12.5mg/kg，每日 4 次；疗程 14d。

（五）制剂与规格

片剂：0.125g（12.5 万 U），0.25g（25 万 U）。密闭，避光，干燥处贮存。

四、交沙霉素

（一）作用与用途

抗菌谱与红霉素相似。单剂量口服交沙霉素 800mg 后，平均血药浓度峰值为 2.43mg/L，达峰时间为 0.62h，血中半衰期 A 相为 0.09h，半衰期 B 相为 1.45h，给药 24h 约 50% 从粪中排出，约 21% 从尿中排出。临床用于治疗敏感菌所致的呼吸系统感染、鼻窦炎、中耳炎、乳腺炎、淋巴管炎、牙周炎等。

（二）注意事项

见红霉素。

（三）用法与用量

口服。成人每日 0.8～1.2g，分 3～4 次服用；儿童按体重 30mg/（kg·d），分 3～4 次服用。

（四）制剂与规格

干糖浆：0.1g；片剂：0.2g。遮光，密封，干燥处保存。

五、醋酸麦迪霉素

（一）别名

美欧卡。

（二）作用与用途

抗菌谱与红霉素相似。空腹服用本品 600mg，30min 后可达血药浓度峰值，约为 2.38μg/mL，血中半衰期约为 1.3h。临床用于敏感菌所致毛囊炎、疖痈、蜂窝织炎、皮下脓肿、中耳炎、咽峡炎、扁桃体炎、肺炎等。

（三）注意事项

见红霉素。但不良反应较轻。

（四）用法与用量

口服。成人每日 0.8～1.2g，分 3～4 次服用；儿童按体重 30～40mg/（kg·d），分 3～4 次

服用。

（五）制剂与规格

片剂:0.2g。遮光,密封,干燥处保存。

六、罗红霉素

（一）别名

罗力得。

（二）作用与用途

抗菌谱与红霉素相似。罗红霉素耐酸而不受胃酸破坏,从胃肠道吸收好,血药浓度高。口服单剂量150mg,2h后血中浓度可达峰值,平均为6.6~7.9μg/mL,主要随粪便和尿以原形药物排泄。血中半衰期为8.4~15.5h,远比红霉素长。临床用于治疗敏感菌所致的呼吸道、尿道、皮肤和软组织、眼耳鼻喉部感染。

（三）注意事项

本品不良反应发生率约为4.1%,主要有胃肠道反应、肝功能异常、变态反应,少数患者使用本药后偶有呕吐、头痛、头晕、便秘等症状。其他见红霉素。

（四）用法与用量

口服。成人每次150mg,每日2次,餐前服;儿童每次2.5~5mg/kg,每日2次。

（五）制剂与规格

片剂:50mg;150mg。密闭,干燥,室温下保存。

七、阿奇霉素

（一）别名

希舒美。

（二）作用与用途

本品游离碱供口服,乳糖酸盐供注射。抗菌谱与红霉素相似,作用较强,对流感嗜血杆菌、淋病奈瑟菌的作用比红霉素强4倍,对军团菌强2倍,对金黄色葡萄球菌感染的作用也较红霉素强。口服单次给药500mg,2~3h达血药峰浓度,为0.4~0.45mg/L,生物利用度为37%,血中半衰期约为2d。在各种组织内浓度可达同期血浓度的10~100倍,给药量的50%以上以原形经胆管排出,给药后72h内约4.5%以原形经尿排出。临床用于敏感菌所引起的支气管炎、肺炎、中耳炎、鼻窦炎、咽炎、扁桃体炎、皮肤和软组织感染以及沙眼衣原体所致单纯性生殖器感染等。

（三）注意事项

不良反应主要有胃肠道症状,偶见假膜性肠炎、变态反应、中枢神经系统反应等。本品与地高辛合用,可使地高辛血药浓度水平升高;与三唑仑合用使三唑仑的药效增强;与细胞色素P_{450}系统代谢药合用,可提高血清中卡马西平、特非那定、环孢素、苯妥英钠的血药浓度水平。

（四）用法与用量

1. 成人

（1）静脉滴注:每次0.5g,每日1次,连续用药2~3d。

（2）口服：沙眼衣原体或敏感淋球菌所致性传播疾病,每日 1 次,每次 1g。

（3）其他感染的治疗:每次 0.5g,每日 1 次,连服 3d,饭前服。

2. 儿童

口服给药,按体重计算,每次 10mg/kg,每日 1 次,连用 3d。

（五）制剂与规格

（1）注射用粉针剂:0.125g(12.5 万 U);0.25g,0.5g。

（2）干混悬剂:0.1g(10 万 U)。

（3）片剂:250mg(25 万 U)。

（4）胶囊:250mg(25 万 U)。

密闭,阴凉干燥处保存。

八、克拉霉素

（一）别名

甲红霉素。

（二）作用与用途

克拉霉素的抗菌谱与红霉素近似,对流感嗜血杆菌有较强的作用。本品在胃酸中稳定,单剂口服 400mg 后 2.7h 达血药峰浓度 2.2mg/L;在肺脏中浓度为血清浓度的 5 倍。本品血清蛋白结合率为 65% ~75% 。主要由肝代谢,以原形及代谢物形式 36% 经尿液排泄,56% 从粪便排除。单剂给药后血中半衰期为 4.4h。临床用于治疗敏感病原体引起的呼吸道感染,鼻窦炎,皮肤、软组织感染。用于根除幽门螺杆菌、淋病、沙眼等。

（三）注意事项

心脏病患者、水和电解质紊乱者禁用。忌与特非那丁合用。其他见红霉素及大环内酯类抗生素。

（四）用法与用量

口服。

1. 成人

每次 250mg;重症,每次 500mg;均为每 12 小时 1 次,疗程 7 ~14d。根除幽门螺杆菌,建议起始剂量为 250 ~500mg,每日 2 次,疗程为 7 ~10d,且宜与奥美拉唑再加另一种抗生素联用。

2. 儿童

6 个月以上小儿,按体重 7.5mg/kg,每日 2 次。或按以下方法口服给药:体重 8 ~11kg,62.5mg,每日 2 次;12 ~19kg,125mg,每日 2 次;20 ~29kg,187.5mg,每日 2 次;30 ~40kg,250mg,每日 2 次。

（五）制剂与规格

（1）克拉霉素片:250mg。

（2）克拉霉素分散片:125mg,250mg。

密闭,遮光,阴凉干燥处保存。

第四节　氨基糖苷类抗生素

一、硫酸奈替米星

（一）别名

力确兴。

（二）作用与特点

本品是半合成水溶性氨基糖苷类抗生素，其作用机制是抑制敏感细菌的正常蛋白合成。

（三）适应证

敏感细菌所引起的菌血症、败血症（包括新生儿败血症），严重的呼吸道感染，肾和泌尿生殖系统感染，皮肤及软组织感染，骨及关节感染，烧伤、创伤和手术前后的感染，腹腔内感染（包括腹膜炎），胃肠道感染。

（四）用法与用量

1. 尿路感染或全身性感染

成人 $4 \sim 6mg/(kg \cdot d)$，分 $2 \sim 3$ 次，肌内注射或静脉给药。

2. 其他感染

儿童 $6 \sim 7.5mg/(kg \cdot d)$；婴儿和超过 1 周的新生儿 $7.5 \sim 9mg/(kg \cdot d)$。早产儿或足月刚满 1 周或不到 1 周的新生儿 $6mg/(kg \cdot d)$。成人使用剂量应根据体重进行调整。通常所有患者的疗程均为 $7 \sim 14d$。

（五）不良反应与注意事项

常见可逆的肾功能损害，第Ⅷ对脑神经毒性反应。为了避免或减少本药的肾毒性和对第Ⅷ对脑神经损害的危险，本药血清峰浓度应低于 $16\mu g/mL$，血清谷浓度应在 $3\mu g/mL$ 或更低。对大面积烧伤患者，应测定血清浓度，作为调整药量的依据。本药可能引起非敏感菌群的过度生长。神经肌肉疾病的患者慎用。妊娠期使用的安全性尚未建立，孕妇宜慎用。

（六）药物相互作用

应避免与其他具有潜在神经毒性和（或）肾毒性药物如多黏菌素 B、多黏菌素 E、头孢噻啶、卡那霉素、庆大霉素、阿米卡星、西索米星、妥布霉素、新霉素、链霉素、紫霉素、万古霉素等同时或先后联合应用。应避免与强利尿酸、呋塞米等联合使用。氨基糖苷类抗生素之间存在着交叉过敏现象。

（七）制剂与规格

注射液：100mg。

二、硫酸阿米卡星（丁胺卡那霉素）

（一）别名

米丽先、安卡星、阿米卡星。

（二）作用与特点

本品为氨基糖苷类抗生素，抗菌谱和作用机制与庆大霉素相似，对需氧革兰阴性杆菌有较强的抗菌作用。在革兰阳性菌中,仅对金葡菌有效,对厌氧菌无效。本品的耐酶性能强,当微生物对其他氨基糖苷类抗生素耐药后,对本品还常敏感,故用于治疗对庆大霉素和妥布霉素耐药的革兰阴性杆菌引起的感染。本品成人肌内注射 $7.5\mu g/kg$ 后,血药浓度可达到 $18 \sim 25\mu g/mL$。成人静脉滴注 $7.5\mu g/kg$,$1.5h$ 血药峰浓度可达 $25\mu g/mL$。本品蛋白结合率约 4%,$t_{1/2}$ 为 $1.8 \sim 2.5h$。体内分布状况与卡那霉素相近,用药后 $24h$ 内有 $94\% \sim 98\%$ 的药物在尿中以原形排泄。本品不易通过血脑屏障。

（三）适应证

本品主要用于治疗革兰阴性杆菌引起的下呼吸道感染、腹腔内感染、菌血症、败血症、软组织感染、伤口感染、复杂尿路感染、脑膜炎、细菌性心内膜炎、骨和关节、生殖系统等部位感染。常用于治疗对庆大霉素和妥布霉素耐药的革兰阴性杆菌引起的感染。

（四）用法与用量

成人肌内注射或稀释后静脉滴注,每次 $0.1 \sim 0.2g$,每日 2 次。小儿 $4 \sim 8mg/(kg \cdot d)$,分 $1 \sim 2$ 次注射。

（五）不良反应与注意事项

有耳毒性,会影响听力和平衡功能;少数发生肾毒性、过敏反应、周围神经炎、神经肌肉阻滞作用。本品干扰正常菌群,长期应用可导致非敏感菌过度生长。对本品过敏者禁用。有交叉过敏,对其他氨基糖苷类抗生素过敏的患者亦可能对本品过敏。妊娠、失水、重症肌无力、帕金森病、肾功能损害者慎用。需进行血药浓度监测。

（六）药物相互作用

不能与肌松药同用。与抗假单胞菌青霉素(如哌拉西林等)联合应用时,不可置于同一点滴器中,以免降低疗效。

（七）制剂与规格

（1）注射剂:$0.1g/mL$,$0.2g/2mL$。

（2）粉针剂:$0.2g(20$ 万 U$)$。

（八）医保类型及剂型

甲类:注射剂。

三、硫酸庆大霉素

（一）作用与特点

本品为氨基糖苷类抗生素,对需氧的革兰阴性杆菌有较强抗菌作用。在革兰阳性菌中,本品对金葡菌有效,对厌氧菌无效。本品属静止期抗菌药。

（二）适应证

主要用于治疗需氧革兰阴性杆菌,包括部分肠杆菌、铜绿假单胞菌引起的下呼吸道感染、腹内感染、软组织感染、伤口感染、复杂尿路感染等。

（三）用法与用量

成人肌内注射或稀释后静脉滴注,每次 $80mg$,每日 $2 \sim 3$ 次。小儿注射给药,$3 \sim 5mg/(kg \cdot d)$,分 $2 \sim 3$ 次给药。

（四）不良反应与注意事项

主要为耳毒性,会影响听力与平衡功能。少数发生肾毒性,偶见过敏反应。有神经肌肉阻滞作用,可引起呼吸抑制,不可静脉推注。对本品过敏者禁用。有交叉过敏,妊娠、失水、重症肌无力、帕金森病、肾功能损害者慎用。需进行血药浓度监测。

（五）药物相互作用

不能与肌肉松弛药同时应用。

（六）制剂与规格

注射剂:20mg(2万U)/mL,40mg(4万U)/mL,80mg(8万U)/2mL。

（七）医保类型及剂型

（1）甲类:注射剂。

（2）乙类:口服常释剂。

第五节　喹诺酮类

一、概述

喹诺酮类为人工合成抗菌药,第一个喹诺酮类抗感染药萘啶酸以及此后的吡哌酸仅用于尿路、肠道感染,因疗效差、耐药性发展迅速,应用日趋减少。自研制成功诺氟沙星后,一系列这类药物相继上市。20世纪80年代合成的含氟4-喹诺酮类,如环丙沙星、氧氟沙星等由于具有抗菌谱广、作用机制独特、口服吸收良好、副作用较少、耐药性还未大量产生等优点,发展迅速,现在临床广泛应用,代表了特别重要的治疗进展。随着喹诺酮类药物广泛应用,细菌对这类药物的耐药性也迅速产生与传播。

于1999年上市的莫西沙星及2000年上市的加替沙星等新一代氟喹诺酮类,具有广谱、高效的特点,既保留了抗革兰阴性细菌的抗菌活性,也明显增加了抗革兰阳性细菌的抗菌活性,对支原体、衣原体也有一定作用。其毒性看来相对较低,现临床应用中还未见严重性报告。

（一）化学结构

含氟的喹诺酮类通称为氟喹诺酮类。

（二）抗菌作用机制

喹诺酮类药物作用的靶酶为细菌的DNA回旋酶及拓扑异构酶Ⅳ。大多数革兰阴性细菌,DNA回旋酶是喹诺酮类药物作用的主要靶酶,而对大多数革兰阴性细菌,喹诺酮类药物主要抑制细菌的拓扑异构酶Ⅳ,拓扑异构酶Ⅳ为解链酶,可在DNA复制时将缠绕的子代染色体释放。细菌的DNA在复制时必须将其双螺旋结构解旋以进行复制和转录,然而,任何解旋均会导致过多正股超螺旋状DNA在断口前面形成。细菌的DNA形成负股超螺旋,能持续将负股超螺旋引入DNA以克服此种机制障碍。这是一种ATP-依赖性反应,其中反应要求DNA的双链切开,以允许一个DNA片段通过断口,然后再封闭断口。DNA回旋酶具有水解ATP和使双链DNA断裂及重新连结活性,并催化双链DNA形成双链旋,对DNA复制、转录、整合以及表达具有十分重要的作用。DNA复制、RNA转录、DNA转位、重组与修复都要求DNA处于负股超螺旋状态。大肠杆菌DNA回旋酶分别由gyrA及gyrB基因编码的两个分子量为105

000 的 A 亚单位及两个分子量为 95 000 的 B 亚单位所构成,拓扑异构酶Ⅳ亦是由 parC 和 parE 基因编码的 4 个亚单位所构成。A 亚单位负责切割正超螺旋的一条单链(后链),接着 B 亚基单位使 DNA 的前链后移,A 亚单位的切割及封口活性,同时也阻断拓扑异构酶Ⅳ的解旋活性,阻碍细菌 DNA 合成,导致细菌死亡而呈杀菌作用。哺乳动物真核细胞中不含 DNA 回旋酶,而是含有概念及机制上相似的Ⅱ型拓扑异构酶Ⅱ,喹诺酮仅在很高浓度才能将其抑制,故喹诺酮类对细菌选择性高,不良反应少。

(三)耐药性

随着氟喹诺酮类药物广泛应用,临床病原菌对喹诺酮类药物耐药性已迅速增长,以大肠杆菌、肺炎链球菌、葡萄球菌、淋病奈瑟球菌和伤寒沙门菌药性增高最显著。并存在对一种喹诺酮类药物耐药者而对所有喹诺酮类药物均耐药的交叉耐药性,故喹诺酮类药物不能交替使用。A 亚单位多肽编码基因的突变使药物对其亲和力降低,或细菌外模蛋白 F 的缺失使药物进入细胞减少,或药物主动外排增高,两方面因素单一或协同作用致使细菌内药物浓度降低,可能为细菌对其产生耐药性的原因。氟喹诺酮类与其他类抗菌药之间无交叉耐药性。

二、氟喹诺酮类共性

(1)抗菌谱广,尤其对需氧革兰阴性杆菌,包括铜绿假单胞菌(绿脓杆菌)在内有强大杀菌作用,对金黄色葡萄球菌及产酶金黄色葡萄球菌也有良好抗菌作用。某些品种对结核杆菌、支原体、衣原体及厌氧菌也有作用。

(2)口服吸收良好,体内分布广,血浆蛋白结合率低,血浆 $t_{1/2}$ 相对较长。部分以原形经肾排泄,尿药浓度高,部分经由肝脏代谢。

(3)不良反应少,耐受良好。不良反应常见恶心、呕吐、食欲减退、皮疹、头痛、眩晕,偶有抽搐等精神症状,停药可消退。所有氟喹诺酮类由于可引起未成年动物关节病,可引起儿童关节痛及肿胀,故不应用于青春期前儿童或妊娠妇女。

虽然氟喹诺酮类药物对心脏的不良反应罕见,但其心脏毒性一旦发生,后果多较严重,甚至可威胁生命。

(4)适用于敏感病原菌,如金黄色葡萄球菌、铜绿假单胞菌、肠道革兰阴性杆菌、弯曲菌属和淋病奈瑟球菌等所致尿路感染、前列腺炎、淋病、呼吸道感染、胃肠道感染及骨、关节、软组织感染。

三、常用喹诺酮类药物

第一代萘啶酸仅对大多数肠杆菌科细菌具抗菌作用;第二代吡哌酸(PPA)虽对肠杆菌科作用增强,尚有较弱的抗铜绿假单胞菌作用,但对革兰阳性菌作用较差,现已很少应用。目前临床应用的氟喹诺酮类为第三代,其抗菌谱广,应用药物也较多。临床常用者包括以下各药。

(一)诺氟沙星

又名氟哌酸。商品名:淋克星、力醇罗。

诺氟沙星为第一个氟喹诺酮类药。口服吸收为 35% ~ 45%,食物并不影响口服吸收率,而可能延迟达峰时间,同服抗酸药能降低其生物利用度。血浆蛋白结合率为14%,血浆 $t_{1/2}$ 为3~4h,吸收后约30%以原形经肾排泄。其抗菌谱广,抗菌作用强。体外试验对大肠杆菌和各种沙门菌、志贺菌、肠杆菌科、弯曲菌和奈氏菌极为有效。对一些细胞内细菌如衣原体、支原体、嗜肺军团菌、布鲁菌属和分枝杆菌亦有抑制作用,但临床试验作用有限。大多数厌氧菌对其耐药。诺氟沙星主要用于胃肠道、尿路感染及眼部、皮肤局部感染等。

（二）依诺沙星

又名氟啶酸。商品名:复克、克尔林。

口服吸收好,血药及组织中浓度比诺氟沙星高, $t_{1/2}$ 为3.3~5.8h。体外抗菌作用与诺氟沙星相仿,对金黄色葡萄球菌的作用较诺氟沙星稍强,但抗铜绿假单胞菌作用不如诺氟沙星,链球菌、厌氧菌对其耐药。体内抗菌作用比诺氟沙星强2~9倍。依诺沙星有较强的酶抑制作用,可抑制茶碱、西沙必利、阿司咪唑、特非那定等药物代谢,使药物血药浓度升高,致严重不良反应。不宜与咖啡因和茶碱类药物同时应用。仅用于治疗淋病、泌尿道感染、肺部感染等。

（三）培氟沙星

又名甲氟哌酸。商品名:培福新等。

口服吸收好,生物利用度为90%~100%,血药浓度高而特久。 $t_{1/2}$ 可达10~11h,体内分布广泛,还可通过炎症脑膜进入脑脊液,主要在肝中代谢。其抗菌谱与诺氟沙星相似,和环丙沙星、氧氟沙星、司帕沙星一样,对葡萄球菌包括甲氧西林耐药株亦有较好活性。

（四）氧氟沙星

又名氟嗪酸。商品名:奥复星、泰利必妥（昆迪尔、福星必妥、捷孚、康泰必妥、Tarivid 等）。

口服吸收快而完全,血药浓度高而持久,痰中浓度高,胆汁中浓度为血药浓度的7倍左右,在腹水中浓度和培氟沙星一样接近血清水平。主要通过肾排泄, $t_{1/2}$ 为5~7h。抗菌作用强,不良反应少而轻微。

（五）左氧氟沙星

又名左氟沙星。商品名:沙严隆、利复星、可乐必妥。

为氧氟沙星的左旋异构体。由于右旋体抗菌作用很弱,因此其抗菌活性明显地高于氧氟沙星,不良反应较小。

口服吸收完全,吸收率几乎达100%,广泛分布于各组织和体液中,并可渗入吞噬细胞内,细胞内可达有效药物浓度。主要经肾排泄,在尿液中的浓度较高,为5~7h。可用于由敏感细菌引起的呼吸道、尿道、盆腔、腹腔、皮肤及软组织、耳鼻咽喉及口腔感染及外科手术感染的预防。剂量仅为氧氟沙星的1/2,不良反应少而轻微,发生率比氧氟沙星更低。

（六）环丙沙星

又名环丙氟哌酸。商品名:悉复欢（特美力、世普欢、环福星、达维邦等）。

口服生物利用度为38%~60%,血药浓度较低,静脉滴注可弥补此缺点。50%经肾排泄, $t_{1/2}$ 为3~5h。其抗菌谱广,体外抗菌活性为目前在临床应用喹诺酮类中最强者。对铜绿假单胞菌、肠球菌、肺炎链球菌、葡萄球菌（包括甲氧西林耐药株）均较诺氟沙星强。一些对氨基糖苷类抗生素、第三代头孢菌素等耐药的革兰阴性和阳性细菌对环丙沙星仍然敏感。环丙沙星和培氟沙星均抑制茶碱代谢,并由于提高甲基黄嘌呤浓度而可发生毒性反应。

（七）洛美沙星

商品名:多龙、洛威、欣立威、庆兴、洛氟酸、洛美灵等。

口服吸收好,生物利用度为85%,血药浓度高而持久,$t_{1/2}$约为7h,主要经肾排泄。每天给药1次即可。体内抗菌活性较诺氟沙星及氧氟沙星强,但不及氟罗沙星。可用于泌尿生殖器官、皮肤和软组织、呼吸道、眼科感染的治疗,还适用于衣原体感染及结核病的治疗。据报道,本品具有光毒性或光敏性。

（八）氟罗沙星

又名多氟沙星(多氟哌酸)。商品名:沃尔得、麦佳乐杏、天方罗欣。

口服吸收好,生物利用度达99%,口服同剂量(400mg)的血药浓度较环丙沙星高2~3倍,具血药浓度高,维持时间长的特点。$t_{1/2}$约为9h,大部分以原形从尿排泄。每天给药1次即有显著临床疗效。抗菌谱广,体外抗菌活性略低于环丙沙星,但体内抗菌活性强于现有各喹诺酮类。

（九）司帕沙星

又名司氟沙星、司巴沙星。商品名:司巴乐。

为长效品种,口服吸收后在组织内浓度高,血浆蛋白结合率为42%~44%,血浆$t_{1/2}$达16h,主要经胆道及尿路排出体外,正常人服药后72h尿中排出用药量的24%~41%。本药抗菌谱广,抗菌活性强,对革兰阳性细菌活性明显优于环丙沙星。对青霉素、头孢菌素耐药的肺炎链球菌仍有效。对革兰阴性细菌、支原体、衣原体、厌氧菌、结核分枝杆菌作用也较强。

（十）莫西沙星

商品名:拜复乐。

甲氧基喹诺酮类,第7位C上氮双环结构加强了对革兰阳性细菌的抗菌作用,甲氧基则加强对厌氧菌的作用。

1. 药动学

口服吸收迅速,吸收率为75%~85%,口服400~800mg后,1~3h达峰浓度(1.2~5mg/min),表观分布容积3~4 L/kg,同服二、三价阳离子抗酸药可明显减少吸收。迅速分布于全身组织及体液中,在血浆、支气管黏膜、肺泡巨噬细胞中均有足够浓度,口服药量的22%以原形、约50%与葡萄糖醛酸结合随尿液排泄,$t_{1/2}$为11~15h。

2. 抗菌谱及应用

体外抗菌试验中,本品对肺炎链球菌、金黄色葡萄球菌、厌氧菌、支原体、衣原体的作用均较环丙沙星及氧氟沙星强,但对耐甲氧西林的葡萄球菌(MRS)作用较弱。对常见的呼吸道病原菌、青霉素敏感,对耐青霉素肺炎链球菌、嗜血杆菌属、卡他莫拉菌属,以及肺炎支原体、肺炎衣原体及嗜肺军团菌等均较敏感。

限用于耐青霉素的肺炎链球菌所致的呼吸道感染,包括慢性支气管炎急性发作,轻、中度社区获得性肺炎,也用于泌尿生殖系统、消化道、皮肤及软组织感染。

3. 不良反应

主要为消化道反应、肝功能异常、神经系统反应、心电图Q-T间期延长以及光敏性皮炎(但较司帕沙星轻)。

有喹诺酮类过敏史者禁用,产妇和哺乳期妇女禁用,16 岁以下儿童慎用。老人和严重肝肾功能不全者慎用或减量。

(十一)加替沙星

商品名:莱美清、Tequin。

属 β-甲氧基喹诺酮类。

1. 药动学

口服吸收好,与静脉注射等效,食物不影响其吸收,血浆蛋白结合率为 20%,t_{max} 为 1～2h,$t_{1/2}$ 为 5～8h。主要以原形经肾排泄,少数经肝代谢。

2. 抗菌谱及应用

对大部分革兰阳性细菌的 MIC_{90} 为 0.1～0.78 mg/L,其活性为环丙沙星及氧氟沙星的 2～16倍;对大部分革兰阴性细菌的 MIC_{90} 为 0.025～0.39mg/L,其活性与环丙沙星及氧氟沙星相当,对厌氧菌、支原体、衣原体的活性均优于环丙沙星及氧氟沙星,其显著特点是几乎没有潜在的光毒性。对慢性复杂性呼吸道感染的有效率高达 94.4%。

主要用于慢性支气管炎急性恶化、社区获得性肺炎、急性细菌性鼻窦炎、无并发症的皮肤及软组织感染、尿路感染、肾盂肾炎。

3. 不良反应

主要有恶心、腹泻、头痛、眩晕、阴道炎等,静脉注射可见注射部位局部反应,引起光敏反应的可能性低于环丙沙星,偶见引起丙氨酸氨基转移酶升高,不良反应发生率为 3.7%,均为轻、中度可逆性反应。未见有关血液及肾脏不良反应的报道。

第六节　　多肽类抗生素

一、万古霉素

万古霉素(万可霉素;商品名:稳可信)、去甲万古霉素和替考拉宁属多肽类化合物,化学结构相近,作用相似,杀灭 G^+ 菌作用强大,尤其对耐药的金黄色葡萄球菌和耐甲氧西林表皮葡萄球菌的感染有效。其抗菌机制为:①抑制细菌细胞壁的合成,主要抑制黏肽侧链形成的第 2 步,使细菌不能生长繁殖,对繁殖期细菌有快速杀菌作用;②损伤细菌细胞膜,改变细胞膜通透性,破坏其屏障作用;③阻碍细菌细胞壁的合成,影响遗传信息的复制。万古霉素的耐药性是由于操纵子编码的酶的存在合成低亲和力的前体,其中 C 末端的 D-丙氨酸残基被 D-乳酸或 D-丝氨酸取代,这样就改变了万古霉素的作用位点,以至于消除了由宿主产生的具有高亲和力的前体,从而消除了与万古霉素结合的靶位,导致了耐万古霉素肠球菌(VRE)的产生。VRE 耐药表型和基因型均可分为 VanA、VanB、VanC、VanD、VanE 和 VanG 六型,其中五种类型(VanA、B、D、E 和 G)属于获得性耐药,而 VanC 型则是先天性耐药。

口服不吸收,粪中浓度高,药物广泛分布于各组织,主要经肾排泄。静脉滴注正常人血浆 $t_{1/2}$ 为 5～11h,肾功能不全者 $t_{1/2}$ 可延长至 2～9d。

万古霉素主要用于治疗耐青霉素金黄色葡萄球菌引起的严重感染,如败血症、肺炎、心内膜炎、结肠炎及其他抗生素尤其是克林霉素引起的假膜性肠炎。临床上患者因其特殊的机体状态和体内代谢,有药代动力学过程中的显著个体差异,易出现药物蓄积现象,从而产生不良反应。静脉滴注时偶可发生恶心、寒战、药热、皮疹及皮肤瘙痒等。较大剂量时,严重者可致耳聋、耳鸣及听力损害。应用万古霉素应注意:①判断患者是否属发生肾毒性的高危人群,要对患者年龄、合并疾病、合并用药、肾功能等进行评价分析;②可根据患者的肌酐清除率调整用药剂量和给药间隔,连续用药时间应短于2周,对于肾功能不全或者合并使用其他肾毒性药物的患者,必须进行血药浓度监测;③针对高危人群用药可采取减小剂量、给予常规维持剂量,延长给药间隔或先选择其他肾毒性较小的抗生素;④合并使用氨基糖苷类抗生素、环孢霉素A、两性霉素B、呋塞米等肾毒性药物要慎重。

去甲万古霉素是临床上首选的抗耐甲氧西林金黄色葡萄球菌的药物,其在药物性质、结构及作用机制等方面均与万古霉素存在一定的相似性。万古霉素和去甲万古霉素对革兰阳性菌的抗菌活性相仿,对葡萄球菌属、万古霉素敏感的肠球菌属、肺炎链球菌和β溶血链球菌均具有较强的抗菌作用。

替考拉宁的作用机制与万古霉素类似,对厌氧及需氧革兰阳性菌均有抗菌活性,敏感菌有金黄色葡萄球菌和凝固酶阳性葡萄球菌、链球菌肠球菌、单核细胞增多性李司特菌和细球菌等,其活性谱范围与万古霉素相似。另外,对青霉素类及头孢菌素类、大环内酯类、四环素、氯霉素和氨基糖苷类抗生素等耐药的革兰阳性菌,对替考拉宁仍然敏感。去甲万古霉素与替考拉宁对重症监护室MRSA肺部感染的疗效相似,敏感率均很高,但替考拉宁敏感菌清除时间短,安全性更好。

二、多黏菌素 B

(一)其他名称
阿罗多黏。

(二)药理作用
对铜绿假单胞菌、大肠杆菌、肺炎克雷白杆菌,以及嗜血杆菌、肠杆菌属、沙门菌属、志贺菌属、百日咳杆菌、巴斯德菌和弧菌等革兰阴性菌有抗菌作用。沙雷菌属、奈瑟菌、变形杆菌属、布鲁菌属和专性厌氧菌均对本药不敏感。所有革兰阳性菌对黏菌素类均耐药。本品属窄谱抗生素,口服不吸收,注射后主要由尿排出。

(三)适应证
主要用于铜绿假单胞菌及其他假单胞菌引起的创面、尿路以及眼、耳、气管等部位感染,也可用于败血症、腹膜炎。

(四)用法与用量
静脉滴注,每50mg本品,以5%葡萄糖注射液500mL稀释后滴注。肾功能正常者$1.5\sim2.5mg/(kg\cdot d)$,分成2次,每12小时滴注1次。婴儿肾功能正常者可耐受$4mg/(kg\cdot d)$。

(五)不良反应
1. 胃肠道反应
纳减、恶心和呕吐等。

2. 过敏反应

皮疹、瘙痒等。

（六）禁忌

对黏菌素类过敏者禁用。

（七）注意事项

(1)严重肾功能损害者慎用。

(2)不宜与其他有肾毒性或神经肌肉阻滞作用的药物合用,以免发生意外。

(3)静脉注射可能导致呼吸抑制,一般不采用。

(4)FDA 对本药的妊娠安全性分级为 B 级。

（八）药物相互作用

磺胺类药、TMP、利福平和半合成青霉素会增强多黏菌素对大肠杆菌、肠杆菌属、肺炎杆菌、铜绿假单胞菌等的抗菌作用。

（九）规格

注射剂:50mg(50 万 U)。

三、黏菌素

（一）其他名称

多黏菌素 E、可利迈仙。

（二）药理作用

黏菌素主要作用于细菌细胞膜,使细胞内的重要物质外漏,其次影响核质和核糖体的功能,为慢效杀菌剂。大肠埃希菌、克雷白菌属、肠杆菌属对本品敏感,本品对铜绿假单胞菌的抗菌活性差异较大。不动杆菌属、沙门菌属、志贺菌属、流感嗜血杆菌、百日咳鲍特菌、嗜肺军团菌通常敏感。霍乱弧菌可敏感,但埃尔托型弧菌耐药。沙雷菌属、脑膜炎奈瑟菌、淋病奈瑟菌、变形杆菌属、布鲁菌属均耐药。脆弱拟杆菌耐药,而其他拟杆菌属和真杆菌属本品则很敏感。所有革兰阳性菌对黏菌素均耐药。本品属窄谱抗生素。

（三）适应证

用于肠道手术前准备,或用于大肠杆菌性肠炎和对其他药物耐药的菌痢。外用于烧伤和外伤引起的铜绿假单胞菌局部感染和耳、眼等部位敏感菌感染。

（四）用法用量

口服,成人每日 100 万~300 万 U,分 3 次服。儿童一次 25 万~50 万 U,3~4 次/日。宜空腹给药。

（五）不良反应

1. 胃肠道反应

纳减、恶心和呕吐等。

2. 过敏反应

皮疹、瘙痒等。

（六）禁忌

对黏菌素类过敏者禁用。

（七）注意事项

（1）严重肾功能损害者慎用。

（2）不宜与其他有肾毒性药物合用。

（八）药物相互作用

磺胺类药、TMP、利福平和半合成青霉素会增强多黏菌素对大肠杆菌、肠杆菌属、肺炎杆菌、铜绿假单胞菌等的抗菌作用。

（九）规格

片剂:50 万 U;100 万 U;300 万 U。

第四章　抗肿瘤药

第一节　细胞毒类抗肿瘤药

根据抗肿瘤作用的生化机制,此类药物包括直接与 RNA、DNA 结合,影响其结构与功能的药物;干扰核酸合成的药物;干扰蛋白质合成与功能的药物。

一、影响 DNA 结构与功能的药物

(一)烷化剂

烷化剂在体内能形成碳正离子或其他具有活性的亲电性基团的化合物,进而与细胞中的生物大分子(如 DNA、RNA、酶等)中含有丰富电子的基团(如氨基、巯基、羟基、羧基、磷酸基等)发生共价结合,使其丧失活性或使 DNA 发生断裂,导致肿瘤细胞死亡。此类药物对 G_1、S、G_2、M 期细胞以及 G_0 期细胞均有作用,属细胞周期非特异性药。具有细胞毒作用,对增殖较快的正常细胞,同样产生抑制作用,如骨髓细胞、肠上皮细胞、毛发细胞和生殖细胞,常见恶心呕吐、骨髓抑制、脱发等严重的不良反应。

1. 氮芥

(1)体内过程:氮芥静脉注射后,迅速分布于肺、小肠、脾、肾和肌肉中,脑中分布少。进入血液后迅速水解或与细胞的某些成分结合,在血中停留的时间仅有 $0.5 \sim 1min$,90% 在 $1min$ 内由血中消失,24h 内 50% 以代谢物形式从尿中排出。

(2)药理作用:氮芥是最早用于临床并取得突出疗效的抗肿瘤药,双氯乙胺类烷化剂的代表,是一种高度活泼的化合物。在中性和弱碱性条件下,迅速与细胞多种重要生物学成分如蛋白质的羧基、氨基、巯基,核酸的氨基、羟基、磷酸基等结合,发生烷化作用,使这些细胞成分不能在细胞代谢中发挥作用,影响细胞的分裂。在一定条件下,DNA 碱基上所有的氮、氧原子都可以被不同程度的烷化,但鸟嘌呤(G)第 7 位氮原子(N7)是最易烷化的部位。

(3)临床应用:主要用于恶性淋巴瘤,对霍奇金淋巴瘤有效率可达 70%,对非霍奇金淋巴瘤有效率为 40%;也可治疗蕈样肉芽肿、小细胞肺癌、慢性淋巴细胞白血病、卵巢癌、精原细胞瘤、鼻咽癌、乳腺癌、前列腺癌等。此外,对癌性胸膜腔、心包腔及腹腔积液和恶性肿瘤所致的上腔静脉综合征等也有效。

(4)不良反应:毒性反应大,临床已少用。

①骨髓抑制:为剂量限制性毒性。白细胞、血小板减少显著,重者全血细胞减少;白细胞下降最低时间在注射后第 7～15 日,停药 2～4 周后多数可恢复。

②胃肠道反应:主要为恶心、呕吐及厌食,恶心可在 8h 内消失,呕吐与厌食可持续 24h。

③全身反应:可有头晕、头痛、乏力,大剂量用于半身阻断时可见抽搐及运动神经麻痹等。

④局部反应:静脉注射后可引起栓塞性胸膜炎;药液漏处可致局部疼痛、发泡、溃烂和坏

死;高浓度灌注,可致外周静脉炎、肌肉坏死或脱皮。

⑤其他:大剂量可导致中枢神经系统毒性、低血钙、心脏损伤、生殖系统紊乱及睾丸萎缩;长期使用可出现急性非淋巴细胞白血病。

2. 环磷酰胺

(1)体内过程:环磷酰胺静注后半衰期为 4~6h,48h 内经肾排出 50%~70%,其中68%为代谢产物,32%为原形。该药可在乳汁中排出,在开始用药时必须中止哺乳。

(2)药理作用:环磷酰胺为氮芥与磷酸氨基结合而成的前药,体外无活性,进入体内后先在肝中经微粒体功能氧化酶转化成醛磷酰胺,而醛磷酰胺不稳定,在肿瘤细胞内分解成磷酰胺氮芥及丙烯醛,磷酰胺氮芥对肿瘤细胞有细胞毒作用。

(3)临床应用:抗瘤谱广,为目前广泛应用的烷化剂。对恶性淋巴瘤、急性或慢性淋巴细胞白血病、多发性骨髓瘤有较好的疗效,对乳腺癌、睾丸肿瘤、卵巢癌、肺癌、头颈部鳞癌、鼻咽癌、神经母细胞瘤,横纹肌肉瘤及骨肉瘤均有一定的疗效。

(4)不良反应:

①骨髓抑制:白细胞减少最常见。

②胃肠道反应:包括食欲减退、恶心、呕吐等。

③泌尿道反应:当大剂量环磷酰胺静脉滴注,而缺乏有效预防措施时,可致出血性膀胱炎,表现为膀胱刺激症状、少尿、血尿及蛋白尿,系其代谢产物丙烯醛刺激膀胱所致,但环磷酰胺常规剂量应用时,其发生率较低。

④其他:包括脱发、口腔炎、中毒性肝炎、皮肤色素沉着、月经紊乱、无精子或精子减少及肺纤维化等。

(5)药物相互作用:环磷酰胺可使血清中假胆碱酯酶减少,使血清尿酸水平增高,与抗痛风药如别嘌醇、秋水仙碱、丙磺舒等同用时,应调整抗痛风药的剂量。环磷酰胺加强琥珀胆碱的神经肌肉阻滞作用,可使呼吸暂停延长。环磷酰胺可抑制胆碱酯酶活性,因而延长可卡因的作用并增加毒性。大剂量巴比妥类、皮质激素类药物可影响环磷酰胺的代谢。

(二)破坏 DNA 的铂类配合物

铂类配合物与 DNA 链上的碱基形成交叉连接,从而破坏 DNA 的结构和功能。该类药毒性较低,主要不良反应有消化道反应、骨髓抑制、周围神经炎、耳毒性,大剂量或连续用药可致严重而持久的肾毒性。

1. 顺铂

(1)体内过程:顺铂注射后广泛分布于肝、肾、前列腺、膀胱、卵巢,亦可达胸、腹腔,极少通过血脑屏障,主要由肾排泄。腹腔内注射后腔内器官浓度为静脉注药的2.5~8.0倍。半衰期 2d 以上,若并用利尿药半衰期可明显缩短。

(2)药理作用:铂的金属络合物,作用似烷化剂,作用于 DNA 链间及链内交链,形成DDP-DNA复合物,干扰 DNA 复制,或与核蛋白及胞质蛋白结合,属周期非特异性药。

(3)临床应用:为治疗多种实体瘤的一线药物。以 DDP 为主的联合化疗为晚期卵巢癌、骨肉瘤及神经母细胞瘤的主要治疗方案,与 ADM、CTX 等联用对多部位鳞状上皮癌、移行细胞癌有效,如头颈部、宫颈、食管及泌尿系统肿瘤等。PVB(DDP、VLB、BLM)可治疗大部分Ⅳ期非精原细胞睾丸癌,缓解率为 50%~80%。此外,DDP 为放疗增敏剂,广泛用于Ⅳ期不能手术的 NSCLC 的局部放疗,可提高疗效及改善生存期。

(4)不良反应:

①消化道反应:如恶心、呕吐等。

②肾毒性:主要为肾小管损伤。

③神经毒性:神经损害如听神经损害所致耳鸣、听力下降较常见。末梢神经毒性与累积剂量增加有关,表现为不同程度的手、脚套样感觉减弱或丧失,有时出现肢端麻痹、躯干肌力下降等,一般难以恢复。癫痫及视神经乳头水肿或球后视神经炎则较少见。

④过敏反应:可出现脸肿、气喘、心动过速、低血压、非特异斑丘疹类皮疹。

(5)药物相互作用:氨基糖苷类抗生素、两性霉素 B 或头孢噻吩等与顺铂并用,有肾毒性叠加作用;甲氨蝶呤及博来霉素主要由肾排泄,顺铂所致的肾损害会延缓上述两种药的排泄,导致毒性增加。丙磺舒与顺铂并用时,可致高尿酸血症;氯霉素或呋塞米或依他尼酸钠与顺铂合用时,可增加顺铂耳毒性;抗组胺药与顺铂合用时,可掩盖顺铂所致的耳鸣、眩晕等症状。

2. 卡铂

(1)体内过程:卡铂静脉给药后体内分布类似于顺铂,在肝、肾、皮肤、肿瘤组织中浓度最高。与蛋白结合较少且可逆。主要通过肾小球滤过排出,24h 排出约 70%。

(2)药理作用:铂的金属络合物,作用同顺铂,属周期非特异性药。

(3)临床应用:主要用于实体瘤如小细胞肺癌、卵巢癌、睾丸肿瘤、头颈部肿瘤及恶性淋巴瘤等的治疗;也可适用其他肿瘤如宫颈癌、膀胱癌及非小细胞性肺癌等。

(4)不良反应:骨髓抑制是卡铂剂量限制性毒性。

3. 博来霉素(BLM)

(1)体内过程:博来霉素 A_2 主要分布在皮肤、肺、膀胱、肾,而肝、脾内则以无活性形式存在。成人静脉注射 15mg 后,血浓度立即达 $3\mu g/mL$,静脉注射 24h 后,38.8% 从尿中排泄,肌内注射的 19.2% 从尿中排泄。48h 后,约 80% 以原形从尿中排出。

(2)药理作用:博来霉素为含多种糖肽的复合抗生素,属细胞周期非特异性药物,但对 G_2 期细胞作用较强。作用机制为引起 DNA 单链和双链断裂,阻碍 DNA 合成。

(3)临床应用:主要用于皮肤癌、头颈部癌(上颌窦癌、咽部癌、喉癌、口腔癌如舌癌、唇癌等)、肺癌(特别是原发和转移性磷癌)、食管癌、恶性淋巴瘤、宫颈癌、神经胶质瘤、甲状腺癌的治疗。

(4)不良反应:主要是肺纤维化或间质性肺炎、皮肤硬化和色素沉着、发热、寒战、脱发、厌食和体重减轻、全身乏力、恶心、呕吐、口腔炎、指(趾)甲改变等。

4. 喜树碱类(CPT)

(1)体内过程:静脉滴注羟喜树碱后,药物浓度以胆囊以及小肠内容物最高,其次为癌细胞、小肠、肝、骨髓、胃及肺组织。主要通过粪便排泄。分布相半衰期($t_{1/2\alpha}$)和消除半衰期($t_{1/2\beta}$)分别为 4.5min 和 29min。

(2)药理作用:喜树碱是从我国特有的植物喜树中提取的一种生物碱。羟喜树碱(HCPT)为喜树碱羟基衍生物,能特异性抑制 DNA-拓扑异构酶Ⅰ,主要作用于 S 期,为细胞周期非特异性药物。HCPT 能与 Topo-Ⅰ 和有切口的 DNA 结合形成稳定的 HCPT-Topo-Ⅰ-DNA复合物,从而遏制了复制叉的移动,阻断 DNA 单链切口再连接,造成大量断裂的 DNA 堆积,导致 DNA 复制停滞。HCPT 同时还改变 HCPT-Topo-Ⅰ-DNA 复合物的特征,当停用 HCPT 时断裂复合物仍然无法还原,形成了 HCPT 对处于细胞增殖周期 S 期细胞的特异性杀伤作用。

(3)临床应用:主要用于治疗原发性肝癌、胃癌、膀胱癌、直肠癌、头颈部上皮癌、白血病等恶性肿瘤。

(4)不良反应:不良反应较多,主要有尿道刺激症状、消化道反应、骨髓抑制及脱发等。羟喜树碱毒性反应则较小。

二、影响核酸生物合成的药物

影响核酸生物合成的药物又称为抗代谢药,通过抑制 DNA 合成所必需的叶酸、嘌呤、嘧啶及嘧啶核苷途径,从而抑制肿瘤细胞的生存和复制所必需的代谢途径,导致肿瘤细胞死亡。主要作用于 S 期,属于细胞周期特异性药物。

(一)氟尿嘧啶

1. 体内过程

氟尿嘧啶口服吸收不规则,需静脉给药。吸收后分布于全身体液,肝和肿瘤组织中浓度较高,主要在肝代谢灭活,变为 CO_2 和尿素,分别由呼气和尿排出,半衰期为 10～20min。

2. 药理作用

氟尿嘧啶(5-FU)是尿嘧啶 5 位上的氢被氟取代的衍生物。5-FU 在细胞内转为氟尿嘧啶脱氧核苷酸(5F-dUMP),而抑制脱氧胸苷酸合成酶,阻止脱氧尿苷酸(dUMP)甲基化转变为脱氧胸苷酸(dTMP),从而影响 DNA 的合成。此外,5-FU 在体内可转化为氟尿嘧啶核苷,以伪代谢产物形式掺入 RNA 中干扰蛋白质的合成,故对其他各期细胞也有作用。

3. 临床应用

对消化系统肿瘤(如食管癌、胃癌、肠癌、胰腺癌、肝癌)和乳腺癌疗效好,对宫颈癌、卵巢癌、绒毛膜上皮癌、膀胱癌、头颈部肿瘤也有效。

4. 不良反应

对骨髓和消化道毒性较大,如出现血性腹泻应立即停药;可引起脱发、皮肤色素沉着,偶见肝、肾损害。

5. 药物相互作用

与甲氨蝶呤合用,应先给后者,4～6h 后再给予氟尿嘧啶,否则会减效。不宜饮酒或同用阿司匹林类药物,以减少消化道出血的可能。

(二)巯嘌呤

1. 体内过程

巯嘌呤口服胃肠道吸收不完全,广泛分布于体液内。血浆蛋白结合率约为 20%。吸收后的活化分解代谢过程主要在肝内进行,在肝内经黄嘌呤氧化酶等氧化及甲基化作用后分解为硫尿酸等而失去活性。静脉注射后约 50% 经代谢在 24h 迅速从肾排泄,其中 7%～39% 以原药排出。

2. 药理作用

巯嘌呤是腺嘌呤 6 位上的-NH_2 被-SH 取代的衍生物。在体内先经过酶的催化变成硫代肌苷酸后,阻止肌苷酸转变为腺核苷酸及鸟核苷酸,干扰嘌呤代谢,阻碍核酸合成,对 S 期细胞作用最为显著,对 G 期有延缓作用,肿瘤细胞对 6-MP 可产生耐药性,因耐药细胞中 6-MP 不易转变为硫代肌苷酸或产生后迅速降解。

3. 临床应用

用于治疗绒毛膜上皮癌、恶性葡萄胎、急性淋巴细胞白血病及急性非淋巴细胞白血病、慢性粒细胞白血病的急变期。

4. 不良反应

较常见的为骨髓抑制,可有白细胞及血小板减少;可致胆汁郁积出现黄疸;消化系统:恶心、呕吐、食欲减退、口腔炎、腹泻;高尿酸血症,多见于白血病治疗初期,严重的可发生尿酸性肾病;间质性肺炎及肺纤维化少见。

5. 药物相互作用

与别嘌呤同时服用时,由于后者抑制了巯嘌呤的代谢,明显增加巯嘌呤的效能与毒性。与对肝细胞有毒性的药物同时服用时,有增加肝细胞毒性的危险。与其他对骨髓有抑制的抗肿瘤药或放射治疗合并应用时,会增强巯嘌呤效应,因而必须考虑调节剂量与疗程。

(三)甲氨蝶呤

1. 体内过程

甲氨蝶呤口服吸收良好,$1 \sim 5h$ 血药浓度达最高峰。部分经肝细胞代谢转化为谷氨酸盐,另有一部分通过胃肠道细菌代谢。主要经肾($40\% \sim 90\%$)排泄,大多以原形药排出体外;小于 10% 的药物通过胆汁排泄。少量甲氨蝶呤及其代谢产物以结合型形式贮存于肾和肝等组织中长达数月,在有胸腔或腹腔积液情况下,其清除速度明显减缓。清除率个体差异极大,老年患者更甚。

2. 药理作用

四氢叶酸是在体内合成嘌呤核苷酸和嘧啶脱氧核苷酸的重要辅酶,其作为一种叶酸还原酶抑制剂,主要抑制二氢叶酸还原酶而使二氢叶酸不能还原成有生理活性的四氢叶酸,从而使嘌呤核苷酸和嘧啶核苷酸的生物合成过程中一碳基团的转移过程受阻,导致 DNA 的生物合成受到抑制。此外,也抑制胸腺核苷酸合成酶,但抑制 RNA 与蛋白质合成的作用则较弱,主要作用于细胞周期的 S 期,属细胞周期特异性药物,对 G_1/S 期的细胞也有延缓作用,对 G 期细胞的作用较弱。

3. 临床应用

适用于各型急性白血病,特别是急性淋巴细胞白血病;对非霍奇金淋巴瘤、蕈样肉芽肿、多发性骨髓瘤、恶性葡萄胎、绒毛膜上皮癌、乳腺癌、卵巢癌、宫颈癌、睾丸癌、头颈部肿瘤、支气管肺癌、各种软组织肉瘤等有效。高剂量用于骨肉瘤,鞘内注射可用于防治脑膜白血病以及恶性淋巴瘤的神经侵犯,对银屑病也有一定疗效。

4. 不良反应

(1)骨髓抑制:常见白细胞减少、血小板减少、贫血、丙种球蛋白减少、多部位出血、败血症等,这些副作用与剂量和使用时间有关。

(2)皮肤毒性:可见红斑、瘙痒、荨麻疹、光敏感、脱色、瘀斑、毛细血管扩张、痤疮和疔痈,同时采用紫外线照射后银屑病的皮损可能会加重,还可发生脱发,并且通常可再生。

（3）消化系统：可见牙龈炎、咽炎、胃炎、恶心、厌食、呕吐、腹泻、呕血、黑粪、消化道溃疡和出血、肠炎；肝毒性可表现为急性肝萎缩和坏死、脂肪变性、肝纤维化或肝硬化。

（4）泌尿系统：可见肾衰竭、氮质血症、膀胱炎、血尿、卵子或精子减少，短期精液减少、月经不调、不育、流产、胎儿先天缺陷和严重的肾病。

（5）中枢神经系统：可发生头痛、眩晕、视物模糊、失语症、轻度偏瘫和惊厥。

（6）其他：可发生肺炎、代谢改变、糖尿病加重、骨质疏松等。

5. 药物相互作用

当甲氨蝶呤在蛋白质结合位点上被其他药物所替代时，将产生潜在的药物毒性的相互作用，如水杨酸盐、非甾体抗炎药、磺胺类药、苯妥英钠。口服抗生素，如四环素、氯霉素和不能吸收的广谱抗生素可能通过抑制肠道菌群或通过细菌抑制药物代谢，而降低甲氨蝶呤肠道吸收或干扰肝肠循环。调血脂药（例如考来烯胺）与甲氨蝶呤合用时，其结合甲氨蝶呤能力大于血清蛋白。青霉素和磺胺类药可能降低甲氨蝶呤肾清除率。

三、干扰转录过程和阻止 RNA 合成的药物

该类药物可嵌入 DNA 碱基对之间，干扰 mRNA 的合成，为 DNA 嵌入剂，属细胞周期非特异性药物。

（一）放线菌素 D

1. 体内过程

放线菌素 D 口服吸收差，静脉注射后迅速分布至组织，10min 即可在主要脏器如肝、肾、下颌下腺中出现，难以透过血脑屏障。体内代谢很少，12%～20%经尿排出，50%～90%经胆道随粪便排出。半衰期约 36h。

2. 药理作用

为多肽类抗肿瘤抗生素。能嵌入 DNA 双螺旋中相邻的鸟嘌呤和胞嘧啶碱基对之间，与 DNA 结合成复合体，阻碍 RNA 聚合酶的功能，阻止 RNA 特别是 mRNA 的合成。属细胞周期非特异性药物，但对 G_1 期作用较强，且可阻止 G_1 期向 S 期转变。

3. 临床应用

抗瘤谱较窄，对恶性葡萄胎、绒毛膜上皮癌、霍奇金淋巴瘤、肾母细胞瘤、骨骼肌肉瘤及神经母细胞瘤疗效较好。与放疗联合应用，可提高肿瘤对射线的敏感性。

4. 不良反应

常见不良反应有消化道反应、骨髓抑制，少数患者可出现脱发、皮炎和畸胎等。

（二）柔红霉素

1. 体内过程

柔红霉素因对组织极具刺激性，不能经胃肠道吸收，必须通过静脉途径给药。静脉给药时，可以广泛地分布到各种组织中，在脾、肾、肝、肺和心脏中的浓度最高。不能通过血脑屏障，但可以通过胎盘。在肝中可以被彻底代谢，在其他组织中可以通过细胞质中的醛酮还原酶的作用来代谢。给药后 1h 血浆中的主要成分是活性代谢产物柔红霉素（13-OH 柔红霉素）。随后，通过糖苷键的还原裂解反应代谢产生的各种糖苷配基化合物，只具有极小的或无细胞毒性；随后这些代谢产物在微粒体酶的作用下依次发生脱甲基反应，及与硫酸和葡糖醛

酸的结合反应。柔红霉素及其代谢产物通过尿液和胆汁排泄。40%的药物通过胆汁排泄,通过尿液排泄的药物及其代谢产物占给药剂量的14%～23%。柔红霉素的血浆浓度以三相形式下降,而未经修饰的柔红霉素的血浆浓度则以双相形式下降。柔红霉素在初始相的平均血浆半衰期约为45min。在终末相约为18h。

2. 药理作用

通过与DNA形成复合物来抑制DNA和DNA-依赖性RNA的合成,药物分子的平面环插入核苷酸的碱基对之间,使DNA双螺旋无法解开,阻碍DNA模板复制。柔红霉素还能干扰DNA聚合酶的活性,改变基因表达的调控,同时参与氧化还原反应,形成具有高活性或高毒性的自由基。柔红霉素的抗增殖和细胞毒性可能是上述一种或多种机制作用的结果;也可能存在其他作用机制。

3. 临床应用

用于急性白血病的治疗,如粒细胞和淋巴细胞白血病;对神经母细胞瘤及横纹肌肉瘤有良好的疗效。

4. 不良反应

骨髓抑制较严重;对心脏有毒性,可引起心力衰竭甚至死亡;胃肠道反应有恶心、呕吐、腹痛、口腔溃疡等。

(三)阿霉素

1. 体内过程

阿霉素又称多柔比星,静脉给药后与血浆蛋白结合率很低,迅速分布于心、肾、肝、脾、肺组织中,但不能透过血脑屏障。主要在肝内代谢,经胆汁排泄,50%以原形排出、23%以具活性的多柔比星代谢物阿霉醇排出。多柔比星的清除曲线为多相,其三相半衰期分别为0.5h、3h和40～50h。

2. 药理作用

多柔比星具有较强的抗肿瘤作用,因其结构中既含有脂溶性的蒽环配基,又有水溶性的柔红糖胺,并有酸性酚羟基和碱性氨基。作为一种周期非特异性抗癌化疗药物,对各期细胞均有作用,但对S期的早期最为敏感,M期次之,而对G_1、S和G_2期有延缓作用。其作用机制为直接作用于DNA,插入DNA的双螺旋链,使后者解开,改变DNA的模板性质,抑制DNA聚合酶从而既抑制DNA,也抑制RNA合成。此外,阿霉素具有形成超氧基自由基的功能,并有破坏细胞膜结构和功能的作用。

3. 临床应用

适用于急性白血病(淋巴细胞性和粒细胞性)、恶性淋巴瘤、乳腺癌、肺癌、小细胞和非小细胞肺癌、卵巢癌、骨及软组织肉瘤、肾母细胞瘤、膀胱癌、甲状腺癌、前列腺癌、头颈部鳞癌、睾丸癌、胃癌、肝癌等。

4. 不良反应

(1)骨髓抑制:为多柔比星的主要副作用。白细胞减少于用药后10～14d下降至最低点,大多在3周内逐渐恢复至正常水平,贫血和血小板减少一般不严重。

(2)心脏毒性:可出现一过性心电图改变,表现为室上性心动过速、室性期前收缩及ST-T改变。

（3）消化道反应：表现为食欲减退、恶心、呕吐，偶见口腔黏膜红斑、溃疡及食管炎、胃炎。

（4）脱发：发生率约90%。

（5）局部反应：注射部位药物外溢可引起组织溃疡和坏死；药物浓度过高可引起静脉炎。

5. 药物相互作用

各种骨髓抑制剂特别是亚硝脲类、大剂量环磷酰胺或甲氨蝶呤、丝裂霉素或放射治疗，如与多柔比星同用，后者一次量与总剂量均应酌减；与链佐星同用，后者可延长多柔比星的半衰期，因此前者剂量应予以酌减；任何可能导致肝损害的药物如与其同用，可增加多柔比星的肝毒性；与阿糖胞苷同用可导致坏死性结肠炎；与肝素、头孢菌素等混合应用易产生沉淀；用药期间慎接种活病毒疫苗。

四、抑制蛋白质合成与功能的药物

该类药物主要通过抑制微管蛋白的聚合功能、干扰微管蛋白的合成或核蛋白体的功能及影响氨基酸供应等，从而抑制蛋白质的合成与功能。

（一）长春新碱

1. 体内过程

长春新碱静脉注射后迅速分布于各组织，神经细胞内浓度较高，很少透过血脑屏障，脑脊液浓度是血浆浓度的1/30～1/20，血浆蛋白结合率为75%。在肝内代谢，胆汁中浓度最高，主要随胆汁排出，粪便排泄约70%，尿中排泄5%～16%。

2. 药理作用

长春新碱为夹竹桃科植物长春花中提取的有效成分。抗肿瘤作用靶点是微管，主要抑制微管蛋白的聚合而影响纺锤体的形成。使有丝分裂停止于中期。还可干扰蛋白质代谢及抑制RNA聚合酶的活力，并抑制细胞膜类脂质的合成和氨基酸在细胞膜上的转运。属细胞周期特异性药物，主要作用于M期细胞。

3. 临床应用

用于治疗急性白血病、霍奇金淋巴瘤，也用于乳腺癌、支气管肺癌、软组织肉瘤、神经母细胞瘤等的治疗。

4. 不良反应

神经系统毒性是剂量限制性毒性，主要引起外周神经症状，如手指神经毒性等，偶见腹痛、便秘、麻痹性肠梗阻。

5. 药物相互作用

与吡咯系列抗真菌药（如伊曲康唑）合用，增加肌肉神经系统的副作用。长春新碱通过CYP3A代谢，而伊曲康唑抑制CYP3A的作用，两者合用可使长春新碱代谢减慢。

（二）紫杉醇

1. 体内过程

紫杉醇静脉注射血浆浓度呈双相曲线。蛋白结合率为89%～98%。紫杉醇主要在肝代谢，随胆汁进入肠道，经粪便排出体外（90%）；经肾清除只占总清除率的1%～8%。

2. 药理作用

紫杉醇是抗微管药物，通过促进微管蛋白聚合，抑制解聚，保持微管蛋白稳定，抑制细胞有丝分裂。紫杉醇具有放射增敏作用,可能使细胞终止于对放疗敏感的 G_2 和 M 期。

3. 临床应用

用于卵巢癌、乳腺癌及非小细胞肺癌的一线和二线治疗。对于头颈癌、食管癌、精原母细胞瘤及复发性非霍奇金淋巴瘤等有一定疗效。

4. 不良反应

(1)过敏反应:多数为Ⅰ型变态反应,表现为支气管痉挛性呼吸困难,荨麻疹和低血压。

(2)骨髓抑制:为剂量限制性毒性,表现为中性粒细胞减少,血小板降低偶见。

(3)神经毒性:最常见的表现为轻度麻木和感觉异常。

(4)心血管毒性:可有低血压和无症状的短时间心动过缓。

(5)胃肠道反应:可见恶心、呕吐、腹泻和黏膜炎。

(三)三尖杉酯碱

1. 体内过程

三尖杉酯碱经肌内注射或口服吸收慢而不完全,主要用于静脉注射。静脉注射后骨髓内的浓度最高,肾、肝、肺、脾、心及胃、肠次之,肌肉及脑组织最低。在静脉注射2h后,在各组织的浓度迅速下降,而在骨髓的浓度下降较慢。主要在肝代谢,但其代谢物尚不明确。经肾及胆道排泄,少量经粪便排泄,在排出物中原形药占1/3。半衰期为 $3 \sim 50min$。

2. 药理作用

从三尖杉科三尖杉属植物所分离出的生物碱,可抑制蛋白质合成的起始阶段,并使核糖体分解,释放出新生肽链。三尖杉酯碱对 S 期细胞作用明显,属于细胞周期非特异性药物。

3. 临床应用

用于治疗急性粒细胞白血病,对骨髓增生异常综合征(MDS)、真性红细胞增多症、慢性粒细胞白血病亦有一定的疗效。

4. 不良反应

常见白细胞和血小板减少;食欲减退、恶心、呕吐;心动过速、胸闷、心悸等,偶有心律失常。

5. 药物相互作用

与其他抑制骨髓的抗肿瘤药或放射疗法合并应用时应调节其剂量与疗程。已反复采用柔红霉素等蒽环类抗生素治疗的患者应慎用三尖杉酯碱,以免增加心脏毒性。

(四)门冬酰胺酶(L-Asp)

1. 体内过程

门冬酰胺酶静脉给药后从血管扩散到血管外间隙和细胞外间隙较慢,可在淋巴液中测出,脑脊液中浓度仅为血浆的 1%,尿液中仅存在微量。肌内注射后 $14 \sim 24h$ 血药浓度达峰值,不能通过血脑屏障,注射后以肝、肾组织含量最高。半衰期为 $8 \sim 30h$。

2. 药理作用

门冬酰胺是细胞合成蛋白质及生长增殖所必需的氨基酸,正常的细胞能自身合成门冬酰胺,而某些肿瘤细胞不能自行合成门冬酰胺,需从细胞外摄取。门冬酰胺酶可将血清中门冬酰胺水解为门冬氨酸和氨,使肿瘤细胞缺乏门冬酰胺,导致蛋白质合成障碍,增殖受抑制。

3. 临床应用

适用于治疗急性淋巴细胞白血病、急性粒细胞白血病、急性单核细胞白血病、慢性淋巴细胞白血病、霍奇金恶性及非霍奇金淋巴瘤、黑素瘤等。

4. 不良反应

不良反应为恶心、食欲减退、发热、肝毒性、胰腺炎、精神抑郁等,偶见变态反应,应做皮试。对骨髓无抑制作用。

5. 药物相互作用

泼尼松或促皮质素或长春新碱与其同用时,会增强其致高血糖作用,并可能增加其引起的神经病变及红细胞生成紊乱的危险性。可增高血尿酸的浓度,故当与别嘌醇或秋水仙碱、磺吡酮等抗痛风药合用时,需调整抗痛风药的剂量以控制高尿酸血症及痛风。糖尿病患者用时及治疗后,均须注意调节口服降血糖药或胰岛素的剂量。与硫唑嘌呤、苯丁酸氮芥、环磷酰胺、环孢素、巯嘌呤、单克隆抗体 CD_3 或放射疗法合用时,可提高疗效。

第二节　　非细胞毒类抗肿瘤药

一、靶向抗肿瘤药

靶向抗肿瘤药是利用肿瘤细胞与正常细胞分子生物学上的差异(包括基因、酶、信号传导等不同特性),抑制肿瘤细胞的生长增殖,最后使其死亡。肿瘤在本质上是基因病,是由于各种环境和遗传致癌因素以协同或序贯的方式激活原癌基因继而引起表达水平异常而致病的。很多肿瘤治疗和诊断药物已在临床上被广泛应用,大部分为非选择性,体内分布广,一些正常组织器官常有较多分布,治疗剂量对正常组织器官毒性反应和副作用大,患者较难耐受,疗效欠佳。化疗经历了半个多世纪的不断发展和完善,已成为肿瘤综合治疗的重要手段之一。但化疗的疗效却一直处于较低的水平,其原因在于化疗药物用量大,并且大多缺乏药理作用专一性。

虽然靶向抗肿瘤药没有传统化疗药的细胞毒作用,但由于制作工艺(如人-鼠嵌合型抗体)和靶点非特异性分布,仍然存在过敏、心脏毒性和皮疹等不良反应。此外,靶向抗肿瘤药物长期应用对机体的影响也不容忽视,如吉非替尼长期应用可致伤口愈合困难;厄洛替尼可引起难愈性皮疹;利妥昔单抗可导致淋巴细胞功能低下,甚至影响体液免疫功能。

肿瘤的发生原因和机制复杂多变,只针对一两个作用靶点很难达到治愈目的,故开发多靶点抗肿瘤药和联合用药非常重要。如结肠癌除有 EGFR 的调控,还有如 HER-2 受体、VEGF 和蛋白酶激活受体的过度表达等十几个靶点和环节,可直接参与肿瘤生长或间接影响细胞周期或其他生物过程。因此,只是看到单一因素的过度表达,就认为一定有肿瘤生长的功能性作用,显然是不全面的。随着靶向药物的不断出现及研究的深入,与药物路径有关的靶标将会越来越多。肿瘤个体化治疗的靶标检测,也将从目前的单一靶标检测发展为多靶标联合检测,最终形成靶标检测系统方案,由此寻找最适合的药物,从而大幅提高治疗的针对性和有效率。

　　总之,肿瘤患者的治疗不仅要确保疗效,同时需注重患者的生存质量,故合理的联合用药至关重要。近年来,抗肿瘤药正从传统的细胞毒性药物向新型靶向治疗药物的方向发展,给肿瘤患者带来了良好的临床效果及较小的不良反应。随着肿瘤发生、发展机制的逐步揭示,细胞、分子靶向治疗在肿瘤治疗中的作用越来越受到重视,这将为肿瘤治疗开辟一片新的天地。靶向抗肿瘤药主要有以下几类。

　　(一)EGFR-TK 抑制剂

　　表皮生长因子受体(EGFR)对肿瘤的生长、发展以及肿瘤干细胞的维持都有着非常重要的作用,并且在多种实体瘤中存在过度表达或异常表达。因此在肿瘤治疗中,EGFR 成为一个非常重要的靶点。EGFR 是一种跨膜糖蛋白,包括三个部分,即胞外配体结合区域、跨膜区域和胞内部分,其中胞内部分包含有一个酪氨酸激酶区域。配体与 EGFR 结合之后能够诱发EGFR 单体之间的同源二聚化,聚化使每个受体的酪氨酸激酶区域均发生磷酸化。磷酸化效应导致酪氨酸激酶区域活化,从而触发多种信号传导的瀑布效应。

　　1. 吉非替尼

　　(1)体内过程:吉非替尼静脉给药后迅速清除,分布非常广泛。口服给药后,吉非替尼的血浆峰浓度出现在给药后的 3 ~ 7h。平均绝对生物利用度为 59%。进食对吉非替尼吸收的影响不明显。吉非替尼与血清白蛋白及 α_1-酸性糖蛋白结合,蛋白结合率约为 90%。主要通过粪便排泄,约 4% 通过肾以原形和代谢物的形式清除。半衰期为 48h。

　　(2)药理作用:吉非替尼的作用机制为通过抑制 EGFR 酪氨酸激酶胞内磷酸化阻断下游信号 Akt 和 MAPK 的传导通路,诱导细胞停止在 G_1 期。通过对 EGFR 突变与非小细胞肺癌患者对吉非替尼敏感性的关系研究发现:突变均发生在 19 号外显子上的缺失突变或 18 和 21外显子上的替代突变,突变改变了下游信号传导并启动了抗凋亡机制,从而产生了致癌作用。

　　(3)临床应用:吉非替尼为首个获准上市的 EGFR-TK 抑制剂,适用于表皮生长因子受体基因突变的局部晚期或转移性非小细胞肺癌的一线治疗,以及既往接受过化学治疗的局部晚期或转移性非小细胞癌的治疗。

　　(4)不良反应:最常见不良反应是腹泻、皮疹、瘙痒、皮肤干燥和痤疮,最严重不良反应是间质性肺病。

　　(5)药物相互作用:吉非替尼通过 CYP3A4 代谢,与利福平同时给药,吉非替尼的平均AUC 降低 83%;与伊曲康唑(一种 CYP3A4 抑制剂)合用,吉非替尼的平均 AUC 增加 80%。与能引起胃 pH 持续升高的药物合用,可使吉非替尼的平均 AUC 降低 47%。

　　2. 厄洛替尼

　　(1)体内过程:厄洛替尼口服后约 60% 被吸收,主要经肝代谢,83% 通过粪便,8% 通过尿液排出。半衰期约 36h。

　　(2)药理作用:为口服Ⅰ型人表皮生长因子受体/表皮生长因子受体酪氨酸激酶小分子抑制剂。其作用机制是在细胞内通过抑制 ArIP 与 TK 的结合,抑制 EGFR-TK 的磷酸化。阻断肿瘤细胞信号的传导,干预细胞的增殖、分化等过程,从而抑制肿瘤细胞的生长,诱导其凋亡。

　　(3)临床应用:用于局部晚期或转移的非小细胞肺癌的二线治疗。与吉西他滨联合用于晚期胰腺癌的一线治疗。

　　(4)不良反应:最常见的不良反应是皮疹和腹泻,也可出现食欲减退、疲劳、呼吸困难、咳嗽、恶心、呕吐、感染、口腔炎等。个别非小细胞肺癌患者或其他实体瘤患者可出现严重的间质性肺病,甚至导致死亡,还可引起无症状的肝转氨酶升高。

3. 舒尼替尼

(1)体内过程:舒尼替尼口服给药后 6 ~ 12h 达到最大血浆浓度。进食对舒尼替尼生物利用度无影响。舒尼替尼及其主要活性代谢物的人血浆蛋白结合率分别为 95% 和 90%,体内分布非常广泛。舒尼替尼主要由 CYP3A4 代谢,产生的主要活性代谢物可被 CYP3A4 进一步代谢,其主要活性代谢物占总量的 2% ~37%。主要通过粪便排泄。

(2)药理作用:为口服多靶点 EGFR-TK 抑制剂,作用于肿瘤细胞、肿瘤新生血管以及血管外膜细胞的 VEGFR、PDGFR、Kit 和 Flt-3 等靶点。同时舒尼替尼可切断肿瘤细胞生长的血液和营养供应,此外还可直接杀伤肿瘤细胞。

(3)临床应用:用于伊马替尼治疗失败或不能耐受的胃肠间质瘤及不能手术的晚期肾细胞癌。

(4)不良反应:常见疲劳、乏力;腹泻、腹痛、便秘、味觉改变、厌食、恶心、呕吐、黏膜炎/口腔炎、消化不良等。

(5)药物相互作用:CYP3A4 强抑制剂如酮康唑,可增加舒尼替尼的血浆浓度。单剂量苹果酸舒尼替尼,同时给予 CYP3A4 强抑制剂(酮康唑),可导致总体(舒尼替尼及其主要活性代谢产物)的 C_{max} 和 AUC 分别增加 49% 和 51%。舒尼替尼与 CYP3A4 酶系强抑制剂(例如酮康唑、伊曲康唑、克拉霉素、阿扎那韦、茚地那韦、奈法唑酮、那非那韦、利托那韦、沙奎那韦、替利霉素、伏立康唑)同时应用时,可增加舒尼替尼浓度。此外,葡萄柚也可增加舒尼替尼的血药浓度。CYP3A4 诱导剂(如利福平)可降低舒尼替尼的血浆浓度,导致总体(舒尼替尼及其主要活性代谢产物)的 C_{max} 和 AUC 分别降低 23% 和 46%。

4. 拉帕替尼

(1)体内过程:拉帕替尼口服吸收不完全,个体差异较大,约 4h 后达到最大浓度。每天给药 1250mg,C_{max} 为 2.43μg/mL(1.57 ~ 3.77μg/mL)。拉帕替尼与白蛋白及 α_1 酸糖蛋白结合率高(>99%),拉帕替尼是乳腺癌抗癌蛋白转运体及 P-糖蛋白的底物。在肝中主要被 CYP3A4 和 CYP3A5 代谢,小部分由 CYP2C19 和 CYP2C8 代谢。单剂量终末半衰期为 14.2h,多次给药后,有效半衰期延长至 24h。

(2)药理作用:拉帕替尼是小分子 4-苯胺基喹唑啉类受体酪氨酸激酶抑制剂,可抑制人表皮生长因子受体 1 和 2(ErbB1 和 ErbB2)。

(3)临床应用:联合卡培他滨治疗 ErbB-2 过度表达的,既往接受过包括蒽环类、紫杉醇、曲妥珠单抗治疗的晚期或转移性乳腺癌。

(4)不良反应:主要为胃肠道反应,包括恶心、腹泻、口腔炎和消化不良等;皮肤干燥、皮疹;其他有背痛、呼吸困难及失眠等。个别患者可出现左心室射血分数下降,间质性肺炎。

(5)药物相互作用:拉帕替尼可抑制 CYP3A4 和 CYP2C8 的活性,并且主要由 CYP3A4 代谢,抑制此酶活性的药物能显著提高拉帕替尼的血药浓度。酮康唑可提高拉帕替尼AUC 3 ~7 倍,半衰期延长 1.7 倍。拉帕替尼是 P-糖蛋白的转运底物,抑制糖蛋白的药物可能增加该药的血药浓度。

5. 曲妥珠单抗

(1)体内过程:短时间静脉输入 10mg,50mg,100mg,250mg 和 500mg 曲妥珠单抗,每周

1次的药代动力学呈剂量依赖性。随剂量水平的提高,半衰期延长,清除率下降。曲妥珠单抗4mg/g的首次负荷量和2mg/kg每周维持量,平均半衰期为5.8d(1~32d),16~32周,曲妥珠单抗的血浆浓度达到稳定状态,平均谷浓度约75μg/mL。

(2)药理作用:曲妥珠单抗是一种靶向人表皮生长因子2(HER2)蛋白的重组人源化的单克隆抗体,能与HER2蛋白胞外结合,抑制HER2蛋白参与的信号传导,并可在高表达HER2的肿瘤细胞内诱发抗体依赖性细胞介导的细胞毒作用而杀伤细胞,还可通过抑制肿瘤血管生成等途径发挥抗肿瘤的作用。

(3)临床应用:适用于HER2过度表达的转移性乳腺癌、胃癌、食管胃结合部癌的治疗;作为单一药物治疗已接受过1个或多个化疗方案的转移性乳腺癌;与紫杉类药物合用治疗未接受过化疗的转移性乳腺癌。单药适用于接受了手术、含蒽环类抗生素辅助化疗和放疗(如果适用)后的HER2过度表达乳腺癌的辅助治疗。

(4)不良反应:最常见的不良反应是发热、恶心、呕吐、输注反应、腹泻、感染、咳嗽加重、头痛、乏力、呼吸困难、皮疹、中性粒细胞减少症、贫血和肌痛等。其他为充血性心力衰竭、左心室功能明显下降、严重的输注反应和肺毒性等。

(5)药物相互作用:曲妥珠单抗与紫杉醇联用时,曲妥珠单抗血清浓度相对基线升高1.5倍。

6. 帕博利珠单抗

(1)体内过程:帕博利珠单抗单剂量给药时呈非线性动力学的特征。按照推荐的用法6mg/kg静脉滴注1h,每2周1次,至少3次给药后,药物在体内达到稳态,药物峰谷浓度分别为(213±59)mg/L和(39±14)mg/L,AUC为(1306±374)(mg·d)/mL,机体的总清除率为(4.9±1.4)mL/(kg·d),半衰期约7.5d(3.6~10.9d)。

(2)药理作用:为IgG2单克隆抗体,也是首个完全人源化单克隆抗体,靶向作用于EGFR。

(3)临床应用:适用于单药治疗结直肠癌或氟尿嘧啶、奥沙利铂、伊立替康化疗方案后疾病进展的转移结直肠癌。

(4)不良反应:最常见不良反应是皮肤毒性(如红斑、痤疮样皮炎、瘙痒、表皮剥脱、皮疹和裂纹)、甲沟炎、低镁血症、疲乏、腹痛、腹泻及便秘等。

(二)VEGFR-TK 抑制剂

抑制VEGFR可以选择性地以肿瘤血管为靶点抑制肿瘤的生成。VEGFR家族成员包括VEGFR-1(Fit-1)、VEGFR-2(KDR/Fik-1)、VEGFR-3(Fit-4)。目前已有多个疗效较好的针对VEGFR的酪氨酸激酶抑制剂,即小分子VEGFR-TK抑制剂获得批准进入临床。

1. 索拉非尼

(1)体内过程:索拉非尼口服平均相对生物利用度为38%~49%,3h达到峰浓度。血浆蛋白结合率为99.5%。主要通过CYP3A4代谢,少量经UGTIA9介导的糖苷酸代谢。口服后约96%的药物在14d内被消除,其中77%通过粪便排泄,19%以糖苷酸化代谢产物的形式通过尿液排泄。半衰期为25~48h。

(2)药理作用:索拉非尼为口服多激酶抑制剂,具有抗肿瘤细胞增殖和抗血管新生的双重活性。主要通过拮抗血管内皮生长因子(VEGF)受体发挥抗肿瘤作用,可通过靶向位于细胞内的RAF家族丝氨酸/苏氨酸激酶(CRAF野生型BRAF和致癌性突变株BRAFV599E),阻断

RAF/MEK/ERK 通路(MAPK 级联)。同时,索拉非尼还可靶向位于细胞表面的血管新生相关性受体酪氨酸激酶(VEGFR-2、VEGFR-3、PDGFRβ、FLT-3 和 c-KIT)。

(3)临床应用:用于治疗不能手术的晚期肾细胞癌、无法手术或远处转移的原发肝细胞癌以及甲状腺癌。

(4)不良反应:包括充血性心力衰竭、脑梗死、出血、肝衰竭、肠穿孔、心肌梗死、肺衰竭/呼吸衰竭、肺梗死、脓毒血症、猝死、皮肤毒性反应、胃肠道反应、全身反应、血管功能障碍等。

(5)药物相互作用:索拉非尼和多柔比星联用时可引起肝癌患者体内多柔比星的平均 AUC 值增加 21%。索拉非尼和伊立替康合用时,可致伊立替康及其活性代谢产物 SN-38(通过 UGT1A1 酶代谢)的 AUC 分别升高 26% ~42% 和 67% ~120%。

2. 贝伐珠单抗

贝伐珠单抗为重组的人源化单克隆抗体,是第一个获得批准上市的抑制肿瘤血管生成的单抗。通过 IgG1 抗体能与人血管内皮生长因子结合并阻断其生物活性,适用于转移性结直肠癌、肺癌、肾癌、宫颈癌、腹膜癌以及胶质母细胞瘤的治疗。不良反应有胃肠穿孔/伤口开裂综合征、出血、高血压危象、肾病综合征、充血性心力衰竭等。

3. PDGFR-TK 抑制剂

血小板衍生生长因子受体(PDCFR)除了 PDGFRα 和 PDGFRβ 之外,还包括集落刺激因子 1 受体(CSF-1R)、干细胞因子受体(c-kit、Fik-2/Flt-3)。

4. 伊马替尼

(1)体内过程:约 95% 与血浆蛋白结合,绝大多数是与白蛋白结合,分布较广泛。半衰期约 18h,其活性代谢产物半衰期约为 40h。

(2)药理作用:伊马替尼是人类第一个分子靶向肿瘤生成机制的抗肿瘤药,为口服小分子酪氨酸激酶抑制剂,能通过对 Bcr-Abl、PDGFR、c-kit 等作用抑制酪氨酸激酶活化,显著延长患者生存时间,并可改善预后。

(3)临床应用:用于治疗慢性粒细胞白血病急变期、加速期或 α-干扰素治疗失败后的慢性期患者;不能手术切除或发生转移的恶性胃肠道间质肿瘤患者以及皮肤纤维肉瘤患者。

(4)不良反应:最常见的不良反应有轻度恶心、呕吐、腹泻、肌痛、肌肉痛性痉挛及皮疹、水潴留、周围水肿、疲劳、乏力、发热、畏寒、全身水肿、寒战、僵直等。

5. 尼洛替尼

尼洛替尼为一种具有高度选择性的酪氨酸激酶抑制剂,对 PDGFR、c-kit 均有抑制作用。用于治疗对伊马替尼耐药的慢性粒细胞白血病,对 90% 以上难治性白血病有效,对大多数晚期 CML 有效。

6. 达沙替尼

达沙替尼是第一种能够抑制多种构型酪氨酸蛋白激酶 Abl 的口服化疗药。该药能抑制 Bcr-Abl、SRC 激酶家族(SRC,LCK,YES,FYN)、c-kit、EPHA2 和 PDGFR-B 等多种激酶。通过抑制上述激酶的作用,可抑制 CML 和 Ph + ALL 骨髓中白血病细胞的增殖,但正常红细胞、白细胞和血小板仍可继续增殖。用于治疗包括伊马替尼耐药或不能耐受的慢性粒细胞白血病所有病期(慢性期、加速期、淋巴系细胞急变期和粒细胞急变期)的成人患者。此外,也用于治疗对其他疗法耐药或不能耐受的费城染色体阳性的急性淋巴细胞白血病成人患者。

（三）抗 PD-1/PD-L1 单抗

T 细胞的活化需要 2 个信号，T 细胞的免疫应答受到免疫检验点的调节，从而防止发生不可控制的免疫反应甚至是自身免疫病。细胞毒 T 淋巴细胞相关抗原 4（CTLA-4）和细胞程序性死亡分子 1（PD-1）表达在 T 细胞表面，同属于抑制性共刺激分子。PD-1 作为一个关键的抑制性共刺激分子，其表达滞后于 CTLA-4。PD-1 的配体包括 PD-L1 和 PD-L2。PD-L1 主要在免疫细胞（如肿瘤浸润淋巴细胞）和上皮细胞（如肿瘤细胞）上诱导性表达（如细胞因子干扰素 γ 的诱导），而 PD-L2 只在抗原提呈细胞上表达。与 CTLA-4 不同，PD-1 的配体 PD-L1 在肿瘤细胞及肿瘤浸润淋巴细胞上均有表达，而在抗原提呈细胞上不表达。因此，PD-1/PD-L1 抑制 T 细胞活化主要在肿瘤微环境中。目前，在肺癌领域研究得比较多的免疫检验点抑制剂有抗 PD-1（纳武单抗，派姆单抗）和 PD-L1 单抗（MPDL3280A 和 MEDI-4736）。抗 PD-1 单抗主要阻断 PD-1 受体与其配体 PD-L1（B7-H1）和 PD-L2（B7-DC）相结合，从而解除 T 细胞活性受抑制的状态，促进活化 T 细胞对肿瘤细胞的攻击。

1. 纳武单抗

（1）药理作用：纳武单抗是抗 PD-1 受体的人源化 IgG4 型单抗。PD-1 配体（PD-L1 和 PD-L2）与 T 细胞 PD-1 受体的结合，可抑制 T-细胞增殖和细胞因子产生。纳武单抗可结合至 PD-1 受体，阻断 PD-1 受体与 PD-L1 和 PD-L2 相互作用，从而抑制 PD-1 通路的激活，最终增强 T 细胞对肿瘤细胞的杀伤作用。

（2）临床应用：用于治疗转移性或晚期鳞状非小细胞肺癌、不能切除的转移黑素瘤、淋巴瘤及肾癌。

（3）不良反应：主要不良反应为胃肠道反应、肺炎、皮肤反应等。

2. 派姆单抗

派姆单抗是人源化 IgG4-κ 型单抗，高选择性阻断 PD-1，其作用机制与纳武单抗相似。主要用于治疗非小细胞肺癌以及黑素瘤。最常见不良反应为疲劳、咳嗽、恶心、瘙痒、皮疹、食欲减退、便秘、关节痛和腹泻等。

二、调控激素平衡的药物

（一）糖皮质激素类

糖皮质激素（GC）与其受体（GR）结合，进入核内与靶基因的启动子序列的糖皮质激素反应元件（GRE）结合，或在转录水平与其他转录因子相互作用，调控靶基因的转录，包括下调细胞周期蛋白 CyclinD1、CyclinB 以及上调 CDK 抑制剂 p21、p15 和 p27 等，还可上调促凋亡相关蛋白 Fas 和抑凋亡相关蛋白 Bcl-2 的表达。

常用于恶性肿瘤治疗的糖皮质激素类有泼尼松和泼尼松龙等。糖皮质激素能作用于淋巴组织，诱导淋巴细胞溶解。对急性淋巴细胞白血病及恶性淋巴瘤的疗效较好，作用快，但不持久，易产生耐药性；对慢性淋巴细胞白血病，糖皮质激素类除能减少淋巴细胞数目外，还可降低血液系统并发症的发生率或使其缓解。此外，该类药物常与其他抗肿瘤药合用，治疗恶性淋巴瘤。然而，糖皮质激素类对其他恶性肿瘤无效，而且可能因抑制机体免疫功能而助长恶性肿瘤的扩散。因此，仅在恶性肿瘤引起发热不退，毒血症状明显时，可少量短期应用该类药物以改善症状。

(二)性激素类

乳腺癌与子宫内膜癌组织中雌激素受体通路，以及前列腺癌中雄激素受体通路过度活化，是肿瘤发生发展的重要因素。雌激素和雄激素分别与雌激素受体(ER)和雄激素受体(AR)结合后，导致受体二聚化并进入细胞核，与 DNA 靶基因启动子区或增强子区中的激素反应元件结合，调控靶基因转录导致癌基因激活或抑癌基因失活，进而调节细胞信号传送通路，促进细胞增殖、侵袭和血管新生。因此，降低雌/雄激素的产生或拮抗 ER/AR 信号通路，抑制下游靶基因的转录是激素相关肿瘤的治疗策略。

1. 雌激素

己烯雌酚可直接拮抗雄激素的作用，抑制雄激素与其受体结合，从而抑制前列腺癌的生长，故对前列腺癌有效，还可通过抑制下丘脑及脑垂体，减少脑垂体促间质细胞激素的分泌，从而使来源于睾丸间质细胞与肾上腺皮质的雄激素分泌减少。雌激素可用于治疗绝经期乳腺癌，对雌激素受体阳性者有效率较高，但机制未明。禁用于绝经期前的乳腺癌。不良反应为恶心、呕吐、水肿、高钙血症。

2. 雄激素

临床常用于治疗恶性肿瘤的雄激素有甲睾酮、丙酸睾酮和氟甲睾酮，可对抗雌激素作用，并抑制脑腺垂体分泌促卵泡激素，使卵巢分泌雌激素减少。雄激素适用于绝经期前及绝经期后的晚期乳腺癌，尤其对骨转移者疗效较佳。不良反应为水肿、男性化及高钙血症。

3. 甲羟孕酮

甲羟孕酮为黄体酮衍生物，其作用与天然黄体酮相似。大剂量应用时，通过抑制腺垂体黄体生成素的释放，抑制雌激素的产生。用于晚期乳腺癌和子宫内膜癌的治疗。在治疗剂量可出现类库欣综合征，长期应用可致肝功能异常。

4. 他莫昔芬

他莫昔芬是雌激素受体拮抗剂。其结构与雌激素类似，能与雌二醇竞争结合雌激素受体，形成稳定的复合物，并转运入核内，阻断雌激素的作用。主要用于雌激素受体阳性乳腺癌患者的术后辅助治疗，特别是对 60 岁以上的绝经后患者疗效较好；对晚期乳腺癌或治疗后复发者亦有效；对皮肤、淋巴结及软组织转移者疗效较好。不良反应主要有胃肠道反应、继发性抗雌激素作用及神经精神症状，大剂量长期应用可导致视力障碍。少数患者可有一过性白细胞和血小板减少，偶有皮疹、脱发、体重增加、肝功能异常等。禁用于孕妇。

三、其他

(一)三氧化二砷(亚砷酸)

三氧化二砷于 20 世纪 70 年代由我国学者最早用于治疗急性早幼粒细胞白血病，其作用机制是诱导白血病细胞凋亡。目前，三氧化二砷已获准用于肝癌的治疗。

1. 药理作用

急性早幼粒细胞白血病(APL)的重要遗传学特征是 t(15;17)染色体易位，累及 15 号染色体上早幼粒细胞白血病基因(PML)和 17 号染色体上的维 A 酸受体基因(RARa)，产生异常的 PM-LRARa 融合基因，表达 PML-RARa 整合蛋白，PML-RARa 可阻断细胞分化并抑制凋亡。三氧化二砷可降解 PMU-RARa 蛋白，并在 mRNA 和蛋白质水平下调抑癌基因 Bcl-2 的表达，从而促进细胞凋亡。还可通过干扰巯基酶活性,调控癌基因的表达,阻碍细胞周期进程。

2. 临床应用

适用于急性早幼粒细胞白血病及晚期原发性肝癌的治疗。

3. 不良反应

与患者对砷化物的解毒和排泄功能以及对砷的敏感性有关。

(1)白细胞过多综合征:部分患者出现外周血白细胞增多(为异常中幼粒细胞),可引起或加重弥散性血管内凝血、引起脑血管栓塞或肺血管栓塞。

(2)体液潴留:患者出现体重增加、胸膜渗出、心包渗出及颜面水肿等。

(3)消化系统:常见恶心、呕吐、厌食、腹痛、腹泻等,部分患者可出现肝损害,停药后可消失。

(4)泌尿系统:可出现肾功能变化,一般停药后可恢复。

(5)神经系统损害:如多发性神经炎和多发性神经根炎等症状。

(6)心血管系统:可出现心悸、胸闷,多为可逆;Q-T 间期延长及室性心律失常。

(7)其他:皮肤干燥、红斑或色素沉着等。

(二)全反式维 A 酸(ATRA)

全反式维 A 酸作为诱导分化剂已成功用于急性早幼粒细胞白血病(APL)的治疗,5 年临床完全缓解率高达86%。诱导分化是指恶性肿瘤细胞在体内外诱导分化剂的作用下,向正常或接近正常细胞分化逆转的现象。异构酶 Pin1 是肿瘤中多种致癌信号通路的共同调控因子。ATRA 与 Pin1 活性位点中底物磷酸和脯氨酸结合口袋直接结合,抑制 Pin1 活性并促进 Pin1降解,进而降解 PML-RARa 融合蛋白,从而诱导白血病细胞分化。此外,ATRA 还可降低细胞凋亡抑制基因 Bcl-2 和癌基因 ras 的活性,从而发挥抗肿瘤作用。

第五章 解毒药

第一节 氰化物中毒解毒药

氰化物是作用迅速的剧毒物质。氰化物进入人体释放出氰离子(CN^-),与机体细胞色素氧化酶中的铁离子(Fe^{3+})结合,阻碍 Fe^{3+} 的还原,形成氰化高铁细胞色素氧化酶,失去在呼吸链中传递电子的功能,使呼吸链中断,引起细胞内窒息。如不及时救治,将很快导致死亡。

氰化物中毒的救治,首先给予高铁血红蛋白形成药,迅速将体内部分血红蛋白氧化形成高铁血红蛋白,后者可与细胞色素氧化酶竞争游离的或已结合的氰离子形成氰化高铁血红蛋白,使细胞色素氧化酶复活。但氰化高铁血红蛋白仍可部分解离出氰离子,故应再用硫代硫酸钠使已结合的氰离子转变成稳定无毒的硫氰酸盐随尿排出而解毒。常用药物如下。

一、亚硝酸钠

亚硝酸钠在体内能够使血红蛋白生成足量的高铁血红蛋白,作用缓慢,用于解救氰化物中毒,疗效比亚甲蓝好。静脉注射速度过快,可扩张血管而引起血压骤降。

二、亚甲蓝

亚甲蓝在体内的浓度不同对血红蛋白有不同的作用:低浓度时,可使高铁血红蛋白还原成血红蛋白;高浓度时则使血红蛋白氧化成高铁血红蛋白。临床上小剂量亚甲蓝用于治疗高铁血红蛋白症,大剂量时治疗轻度氰化物中毒。另外试用于治疗尿路结石、闭塞性脉管炎和神经性皮炎。

注射过快可致恶心、呕吐,头痛、腹痛、血压下降、心前区疼痛、呼吸困难等,用药后尿液呈蓝色,排尿时尿道口有刺痛;治疗亚硝酸盐中毒时剂量切忌过大,否则会使症状加剧,治疗氰化物中毒时应与硫代硫酸钠交替使用;禁用于皮下注射,以免引起组织坏死。

三、硫代硫酸钠

硫代硫酸钠又名大苏打,起效慢,与亚硝酸钠合用可显著提高疗效。主要用于氰化物中毒解救,也可用于砷、汞、铅和碘中毒。不良反应偶见头晕,乏力、恶心、呕吐等,静脉注射过快引起血压下降;不能与亚甲蓝、亚硝酸钠混合同时注射。口服氰化物中毒者还须用本品5%溶液洗胃,洗后留适量溶液于胃内。

第二节　有机磷酸酯类中毒解毒药

一、有机磷酸酯类中毒的机制及症状

有机磷酸酯类主要用于农作物杀虫剂,对人畜也有着极强的毒性,常用的有对硫磷(1605)、内吸磷(1059)、甲拌磷(3911)、敌敌畏、敌百虫、乐果等。此外,用于化学武器的神经毒剂,如沙林、塔崩、梭曼等。

（一）中毒机制

有机磷酸酯类可由消化道、皮肤、呼吸道、黏膜吸收进入体内,与胆碱酯酶牢固结合形成难以水解的磷酰化胆碱酯酶,使胆碱酯酶失去水解乙酰胆碱(ACh)的能力,致使 ACh 在体内大量积聚,激动胆碱受体引起一系列中毒症状。

（二）中毒症状

轻度中毒的临床表现以 M 样症状为主;中度中毒者同时出现 M 样及 N 样症状;严重中毒者除 M 样及 N 样症状加重外,还出现严重的中枢神经症状,死亡原因主要为呼吸麻痹和循环衰竭。

1. M 样症状

表现为恶心、呕吐、腹痛、腹泻、大小便失禁、瞳孔缩小、视物模糊、心动过缓、血压下降、出汗、唾液腺分泌增加、肺部湿啰音、呼吸困难等。

2. N 样症状

全身肌肉震颤、心动过速、血压升高,严重者呼吸肌麻痹。

3. 中枢症状

先兴奋后抑制,表现为躁动不安、失眠谵语、昏迷,可因血管运动中枢抑制导致血压下降、呼吸中枢麻痹而致死亡。

对有机磷酸酯类中毒,除迅速清除毒物,维持呼吸循环功能,保持呼吸道畅通等一般中毒处理原则外,同时应立即使用 M 受体阻断药和胆碱酯酶复活药等特殊解毒药。

二、常用有机磷酸酯类中毒的解毒药

（一）M 受体阻断药——阿托品

阿托品在解救有机磷酸酯类中毒时,可通过阻断 M 受体迅速解除 M 样症状,同时又能通过血脑脊液屏障进入脑内,对抗一部分中枢中毒症状,且对呼吸中枢有兴奋作用;但对 N 受体无阻断作用,因此不能制止骨骼肌震颤,对中毒晚期的呼吸肌麻痹也无效,并且不能使已失活的胆碱酯酶复活,故必须与胆碱酯酶复活药合用。其使用原则为早期、足量、反复给药及快速"阿托品化"(出现瞳孔较前散大、颜面潮红、口干、皮肤干燥、肺部湿啰音显著减少或消失、心率加快、有轻度躁动不安等),随后逐渐减量至维持量。两药合用时,当胆碱酯酶复活后,机体可恢复对阿托品的敏感性,易发生阿托品中毒,应严密观察以避免中毒。

（二）胆碱酯酶复活药

1. 碘解磷定

碘解磷定(PAM)静脉给药后,血中很快达到有效浓度。本品主要经肾排出,6h 内约排出

80%,无蓄积中毒现象。

(1)药理作用:本品在体内与磷酰化胆碱酯酶的磷酰基结合,生成磷酰化碘解磷定和游离的胆碱酯酶,酶活性恢复;也可直接与游离的有机磷结合成无毒性的磷酰化碘解磷定而由肾排出;还能加速有机磷酸酯类的分解,从而防止其继续结合胆碱酯酶,避免中毒继续发展。碘解磷定类药仅对形成不久的磷酰化胆碱酶有作用,但对中毒时间较长,磷酰化胆碱酯酶已"老化",酶活性则难以恢复,故应用此类药物治疗有机磷酸酯类中毒时,早期用药效果好,治疗慢性中毒则无效。

(2)临床应用:用于治疗急性有机磷农药中毒。碘解磷定对不同有机磷酸酯类疗效有差异,对内吸磷、马拉硫磷和对硫磷中毒的疗效好,对敌敌畏、敌百虫疗效较差,而对乐果中毒则基本无效。由于乐果中毒时形成的磷酰化胆碱酯酶比较稳定,几乎是不可逆的,加之乐果乳剂中含有苯,同时有苯中毒,故抢救乐果中毒以阿托品为主。本品恢复酶活性的作用在神经肌肉接头处最明显,能迅速控制肌束震颤,但对自主神经功能恢复较差,对中枢神经系统的中毒症状也有一定的改善作用,故应和阿托品等 M 受体阻断药合用。

(3)不良反应与用药:一般治疗量时毒性不大,剂量超过 2g 时或静脉注射速度过快(每分钟超过 500mg),产生轻度乏力、恶心、呕吐、心动过速、视力模糊、眩晕等;剂量过大时反而可抑制胆碱酯酶,加剧有机磷酸酯类的中毒程度,故应掌握好剂量。本品禁与碱性药物混合使用,因其在碱性溶液中易水解成剧毒的氰化物。偶可引起咽痛及腮腺肿大,对碘过敏者禁用。刺激性大,忌肌内注射。对重度中毒的患者要 24h 监护,随时了解患者的情况,以便及时抢救。

2. 氯解磷定

氯解磷定的作用、体内过程、应用与疗效均与碘解磷定相同。但氯解磷定的水溶性高,溶液稳定,可静脉给药、肌内注射(不含碘,无刺激性),使用方便,特别适用于有机磷酸酯类中毒早期的抢救。本品不良反应较碘解磷定少,现已逐渐取代碘解磷定。

(1)用法与用量:以短程间歇疗法为原则,长期连续使用则排毒率低,副作用大。一般以连用 3d 休息 4d 为 1 个疗程,注射一般可连续 3~5 个疗程。必要时,可间隔 3~6 个月再重复,以静脉滴注疗效最高。

①肌内注射或皮下注射:每次 0.2~0.5g,每日 2 次,每次加 2% 普鲁卡因 2mL。

②静脉滴注:每次 0.5~1g,每日 2 次,用生理盐水或 5%~10% 葡萄糖液稀释成 0.25%~0.5% 浓度,总剂量不宜超过 30g。

③口服:成人每次 1~2g,2~4 次/日。

④局部用药:0.5% 溶于每晨做电离子透入 1 次,然后每 0.5~1h 滴眼 1 次,每晚结膜下注射 1 次,治眼部金属异物损害。

(2)不良反应与注意事项:部分患者可有短暂的头晕、恶心、关节酸痛、腹痛、乏力等反应。大剂量时可有肾小管水肿等损害;个别患者可出现全身反应,症状为疲软、乏力、过度口渴、突然发热及寒战,继以食欲缺乏等。静脉注射不宜过快,否则可引起血栓性静脉炎。

第三节　亚硝酸盐中毒解毒药

亚甲蓝是亚硝酸盐中毒的有效解毒药。

一、别名

次甲蓝、美蓝。

二、作用与特点

本品为一氧化还原剂,高浓度时直接使血红蛋白氧化为高铁血红蛋白;低浓度时,在还原型辅酶Ⅰ脱氢酶(NADPH)的作用下,还原成为还原型亚甲蓝,能将高铁还原型蛋白还原为血红蛋白。所以临床使用本品低浓度以治疗亚硝酸盐、氯酸盐、醌类、醌亚胺类、苯胺及硝基苯等所引起的高铁血红蛋白血症;高浓度则对血红蛋白起氧化作用,使生成高铁血红蛋白。原因是大量本品进入体内,NADPH生成减少,不能使本品全部转变为还原型亚甲蓝,氧化型亚甲蓝量多,血红蛋白被氧化为高铁血红蛋白。

三、适应证

除用于高铁血红蛋白血症和氰化物中毒解毒外,近年还试用于尿路结石,闭塞性脉管炎、神经性皮炎。

四、用法与用量

治疗氰化物中毒:用1%溶液50～100mL静脉注射,再注入硫代硫酸钠,二者交替使用。治疗亚硝酸盐及苯胺类引起的中毒:用1%溶液5～10mL,稀释于25%葡萄糖溶液20～40mL中,静脉注射,或口服本品150～250mg,每4小时1次。

五、不良反应与注意事项

不可做皮下、肌内或鞘内注射,以免造成损害。静脉注射剂量过大(500mg)时,可引起恶心、腹痛、心前区痛、眩晕、头痛、出汗和神志不清等反应。

六、药物相互作用

大量维生素C和葡萄糖对高铁血红蛋白亦有还原作用,可与本品合用。

七、制剂与规格

注射液:20mg/2mL。

八、医保类型及剂型

甲类:注射剂。

第四节　阿片类中毒解毒药

一、盐酸纳洛酮

（一）作用

纳洛酮为阿片受体拮抗剂,化学结构与吗啡很相似,对阿片受体的亲和力比吗啡大,能阻止吗啡类与阿片受体结合,为阿片类药物解毒药,可增加急性中毒的呼吸抑制患者的呼吸频率,并能对抗镇静作用及使血压上升。

（二）临床应用

主要用于吗啡类药物中毒的解救以及酒精中毒和成瘾的治疗;也用于脑梗死、休克及新生儿窒息等应激性疾病的解救和阿片类药物成瘾者的鉴别诊断和处理。

（三）不良反应

药理学偶见恶心、呕吐、头晕、困倦;少数可见血压升高、呼吸加快;个别致心动过速及肺水肿。

（四）用药注意事项及禁忌证

（1）皮下、肌内或静脉注射,阿片类药物过量中毒,成人每次 0.4mg,需要时 2～3min 可重复 1 次;阿片类药物所致的术后呼吸抑制,每次 1.3～3g/kg。

（2）对阿片类药物依赖者,可迅速激发严重的戒断症状,应注意患者的用药史。本品鉴别试验阴性者仍不能排除阿片依赖阳性。

（3）本品无依赖性,心功能障碍和高血压患者慎用。

二、烯丙吗啡

（一）作用

烯丙吗啡为阿片受体拮抗剂,能阻止吗啡类物质与阿片受体结合,并有一定的镇痛作用。

（二）临床应用

用于抢救吗啡、哌替啶等的急性中毒,并用于分娩前以防止由于哌替啶所致的新生儿呼吸抑制;也用于对吗啡类药物成瘾者的鉴别诊断,近年来已被纳洛酮取代。

（三）不良反应

可见眩晕、嗜睡、无力、出汗、感觉异常、幻视等不良反应。

（四）给药方法

静脉注射（肌内注射、皮下注射亦可）:成人每次 5～10mg。必要时隔 10～15min 再注,极量 40mg/d。对新生儿,注射 0.2mg,必要时可加至 0.5mg。

三、使用特殊解毒药须注意的事项

（一）抓紧时间,使用适时

解毒药应尽快使用,但治疗时机要恰当。

（二）注意剂量,不多不少

使用解毒药,既不能用量不足以影响治疗效果,也不能过量而造成解毒药中毒。

（三）临床应用，了如指掌

对解毒药的临床应用和禁忌证要充分了解，根据不同情况掌握使用。

第五节　鼠药中毒解毒药

一、杀鼠药

按其化学特性基本上可分为3类。

（一）无机杀鼠剂

包括磷化锌、磷化铝、硫酸锌、醋酸锌、碳酸钡和亚砷酸纳等。

（二）有机合成杀鼠剂

包括安妥、敌鼠、敌鼠钠盐、杀鼠酮和杀鼠灵等。

（三）熏蒸类杀鼠剂

常用的有氯化苦、磷化氢、二硫化碳等。

二、临床表现

（一）磷化锌中毒

磷化锌是传统的杀鼠剂，高毒，对人的致死剂量约为40mg/kg体重。磷化锌口服后遇到胃酸可产生磷化氢和氯化锌，能腐蚀胃肠道黏膜发生炎症反应，引起黏膜充血、溃疡和出血。磷化氢和氯化锌也能吸收入血，损伤中枢神经系统、心血管系统及肝、肾等重要器官。

磷化锌中毒后，潜伏期一般为24h。轻度中毒者表现为恶心、呕吐、胃烧灼感、腹痛、腹泻，少数患者有消化道出血；严重者有心悸、气短、全身麻木、头晕，甚至昏迷或抽搐。

（二）敌鼠钠盐中毒

敌鼠钠盐是日常生活中常用的灭鼠剂，低毒，口服最低致死剂量为5mg/kg体重，且有积累毒性。敌鼠钠盐可溶于水和乙醇，进入人体后可干扰肝对维生素K的利用，从而影响身体的凝血功能，引起皮肤或内脏的出血。

敌鼠钠盐中毒后，潜伏期为1~2d，然后中毒症状逐渐出现，开始表现为恶心、呕吐、食欲缺乏、关节肿痛及低热等，之后出现全身出血的症状，表现为全身紫癜、齿龈出血、鼻出血，也可有尿血和便血，严重者出现休克。

（三）安妥中毒

白色结晶，中等毒性，口服致死剂量为4~10g。安妥进入身体后可以分布于身体的各个脏器，损伤其毛细血管及使内脏细胞发生变性或坏死，也能抑制身体的正常代谢功能。

中毒后患者表现为恶心、呕吐、口渴、口臭、胃胀伴有灼热，头晕嗜睡或躁动、惊厥或昏迷，也可有呼吸困难；重者肺水肿、休克；少数有肝大、黄疸、血尿或蛋白尿。

三、常见的杀鼠剂中毒抢救

（一）磷化锌中毒

根据服毒史和临床表现，磷化锌中毒不难判断。诊断明确后立即予以洗胃，清醒患者嘱其饮适量清水,通过刺激会厌而催吐,如有条件,最好用1：5000 高锰酸钾液洗胃,因为它可使毒性的磷化锌转化为无毒的磷酸盐。饮食以清淡、流质或半流质为宜,但禁食含脂类饮食,因磷化锌能溶于脂类,不利于毒物的排除。为了促进毒物的排出,还可服用一些泻药,如液体石蜡,不仅能溶解磷化物,而且肠道不能吸收。注意不能用硫酸镁作为泻药,因其与磷化锌可结合卤碱类有毒物质。对重度或症状较重的患者则应尽快送医院治疗。

（二）敌鼠钠盐中毒

一旦发现为敌鼠钠盐中毒,立即予以洗胃催吐,尽力排出毒物,同时送医院抢救。轻者给予维生素 K_1 10mg 肌内注射或静脉注射,3～4 次／日,病情好转后改为口服维生素 K_4；重症者应输新鲜全血或进行成分输血。

（三）安妥中毒

抢救安妥中毒的关键是及时用1：5000 高锰酸钾液洗胃,忌用碱性液,因安妥在碱性溶液中可大量溶解,促进毒物的吸收,不利毒物的排出。特别是应避免油类食物,因脂类也能加速毒物的吸收,但可用硫酸镁导泻。到达医院后可用5% 硫代硫酸纳 5～10mL 静脉注射用以解毒。呼吸困难者给予吸氧及其他对症治疗。

第六节　重金属、类金属中毒解毒药

人们的日常生活中,特别是从事各种金属的加工过程中,有时会发生金属和类金属中毒。常见的金属和类金属毒物有铜、铝、锑、砷、汞、锰、镍、铍、磷等及其化合物。

一、中毒机制

金属和类金属毒物能与体内含巯基(-SH)的酶结合,从而抑制酶的活性导致中毒。

二、中毒症状

（一）口腔发生病变

口中有金属味儿,口渴、流涎水,口腔咽喉疼痛,口唇肿胀,口腔发炎或溃烂。

（二）呼吸道症状

流涕、喷嚏、咽痛、咳嗽、咳痰、胸闷、胸痛、气急、呼吸困难等。长期低浓度吸入可引起慢性支气管炎,重者可发生肺气肿。

（三）胃肠道症状

恶心、呕吐、腹泻、出血性胃肠炎、腹绞痛和便秘。

（四）对神经系统损害

患者出现头痛、头晕、乏力、情绪不稳、记忆减退、睡眠不好、自主神经功能紊乱等。有的出现运动障碍,反射减弱,肌肉萎缩等,严重者可出现瘫痪。慢性中毒的早期表现为神经衰弱综合征。

（五）对血液系统损害

可抑制造血功能,引起血液中红细胞、白细胞和血小板减少,发生再生障碍性贫血和溶血性贫血,甚至白血病。

(六)对脏器损害

重金属毒物可随血液分布于肝、肾、脑、头发,导致肾损害、骨骼损害、肝损伤和黄疸,甚至出现急性中毒性脑病,严重者可发生脑疝而死亡。慢性中毒性脑病可有痴呆型、精神分裂症型、震颤麻痹型、共济失调型等。

三、中毒解救

含巯基(-SH)的解毒药和金属螯合剂能与金属、类金属结合,使酶活性恢复而解除其毒性。最常用的解毒药是二巯基丙醇、二巯丁二酸钠、二巯丙磺酸钠、依地酸钙钠、青霉胺以及谷胱甘肽等金属离子螯合剂。

四、二巯基丙醇

(一)作用

二巯基丙醇是竞争性解毒药,结构中的-SH可与多种金属离子螯合成无毒的金属化合物从尿排出,还能夺取已与组织中酶结合的金属或类金属,使酶恢复活性。本品必须及早并足量使用,大量重金属中毒或解救过迟时疗效不佳。

(二)临床应用

主要治疗砷、汞、金、铋及酒石酸锑钾中毒,不宜用于铁中毒。

(三)不良反应

常见的有恶心、呕吐、头痛、流涎、腹痛、口咽部烧灼感、视物模糊、手麻等反应,注射过量可致血压升高、心动过速、惊厥、昏迷等。

(四)用药注意事项及禁忌证

(1)需多次给药才能达到预期的解毒效果。肌内注射,0.1~0.2g,极量0.2g,最初2d每日注射4次,以后可减少次数,全疗程7~14d。

(2)用量要适当,多次用药对肝肾有损害,碱化尿液可以减少螯合物的解离而减轻肾损害,肝肾功能不全者应慎用。

(3)应避免药液触及皮肤,以免引起皮肤反应。

(4)禁用于镉、铁、硒中毒及严重高血压、心力衰竭、肾衰竭患者。

五、二巯基丁二酸钠(DMS)

(一)作用

二巯基丁二酸钠为广谱金属解毒药,分子中有两个巯基,与金属亲和力较大,能夺取已与酶络合的金属,从而恢复酶的活性。对锑剂的解毒效果强于二巯基丙醇10倍,毒性较少。

(二)临床应用

用于锑、铅、汞、砷的中毒治疗,并可预防镉、钴、镍中毒。对肝豆状核变性病有祛铜及减轻症状的效果。

(三)不良反应

有口臭、头痛、恶心、乏力、四肢酸痛等反应,注射速度越快不良反应越严重,但可于数小时内自行消失。

（四）用药注意事项及禁忌证

（1）水溶液不稳定，如呈土黄色或混浊，则不可用。需现用现配，不宜加热，久放会减弱药性和出现毒性，故不可做静脉滴注。

（2）不宜用盐水稀释，因为它会结合一部分钠离子，降低疗效。

（3）缓慢静脉推注，细心观察有无恶心、乏力、四肢及关节酸痛、蛋白尿、管型尿等，应留尿送检以监测对肾的损害。

（4）禁用于严重肝功能损害者。

六、依地酸钙钠

（一）作用

依地酸钙钠属金属离子整合剂，能与多种二价和三价重金属离子螯合形成稳定而不溶性复合物，由尿中排出。

（二）临床应用

主要治疗铅中毒，亦可用于铜、钴、镍、锰及放射性元素（如镭、铀、钍等）中毒以及作诊断用的铅移动试验。

（三）不良反应

（1）部分患者出现头晕、前额痛、食欲缺乏、恶心、畏寒、发热，以及鼻黏膜充血、喷嚏、流涕和流泪等组胺样反应，停药后恢复。

（2）少数有尿频、尿急、蛋白尿，低血压和心电图 T 波倒置。

（3）剂量过大可引起肾小管上皮细胞损害，导致急性肾衰竭。有少数患者应用本品出现高钙血症，应予以注意。

（4）静脉注射浓度过高或过快、血药浓度超过 0.5% 时，可引起血栓性静脉炎。

（四）用药注意事项及禁忌证

（1）以短程间歇疗法为原则，因长期连续使用则排毒率低，不良反应大。一般以连用 3d 休息 4d 为一疗程，注射一般可连续 3～5 个疗程。必要时，可间隔 3～6 个月再重复注射。以静脉滴注疗效最高。

（2）治疗铅脑病及脑压增高患者，应避免给予过多水分，可由肌内注射给药，同时给予甘露醇等脱水剂。

（3）用药期间应检查尿常规，如出现蛋白尿、血尿、无尿或肾衰竭等应及时停药，停药后可逐渐恢复正常。肾病患者禁用。

（4）老人的肾和心脏潜在代偿功能减退，故应慎用本品，并应减少剂量和疗程。

第六章　皮肤科用药

第一节　抗感染药

一、皮肤抗细菌药

（一）莫匹罗星

1. 其他名称

假单胞菌酸、假单胞酸 A。

2. 药理作用

本品为局部外用抗生素，是由荧光假单胞菌产生的一种物质，作用于菌体内的异亮氨酸 tRNA 合成酶与异亮氨酸结合点，阻碍氨基酸的合成，同时耗竭细胞内 tRNA，使敏感菌的 RNA 和蛋白质合成中止而起抑菌和杀菌作用。本品对与皮肤感染有关的各种革兰阳性球菌有很强的抗菌活性，对耐药金黄色葡萄球菌也有效；对某些革兰阴性菌有一定的抗菌作用。与其他抗生素无交叉抗性。

3. 适应证

用于革兰阳性球菌引起的皮肤感染，例如脓疱病、疖肿、毛囊炎等原发性皮肤感染，及湿疹合并感染、溃疡合并感染、创伤合并感染等继发性皮肤感染。

4. 用法用量

外用，局部涂于患处。必要时，患处可用敷料包扎或覆盖，每日 2 次，5d 为一疗程，必要时可重复一疗程。

5. 不良反应

局部应用本品一般无不良反应，偶见局部烧灼感、蜇刺感及瘙痒等，一般不需停药。

6. 禁忌

对莫匹罗星或其他含聚乙二醇软膏过敏者禁用。

7. 注意事项

（1）本品仅供皮肤给药，请勿用于眼、鼻、口等黏膜部位。

（2）误入眼内时用水冲洗即可。

（3）有中、重度肾损害者慎用。

（4）孕妇慎用，哺乳期妇女涂药时应防止药物进入婴儿眼内。如果是在乳头区域使用请在哺乳前彻底清洗。

（5）美国 FDA 对本药的妊娠安全性分级为 B 级。

8. 药物相互作用

尚不明确。

9. 规格

软膏剂:2%。

(二)过氧苯甲酰

1. 其他名称

过氧化苯酰。

2. 药理作用

本品为强氧化剂,极易分解,遇有机物分解出新生态氧而发挥杀菌除臭作用。对厌氧菌感染有效,可杀灭痤疮丙酸杆菌,并有使皮肤干燥和脱屑作用。

3. 适应证

用于寻常痤疮的局部治疗;用于皮脂腺分泌过多而引起的疾病,夏季可用于防止疖肿、痱子等;还可用于慢性皮肤溃疡的治疗。

4. 用法用量

涂患处,2~3 次/日。

5. 不良反应

可引起接触性皮炎、皮肤烧灼感、瘙痒、发红、肿胀、皮肤干燥、脱屑等。

6. 禁忌

对本品过敏者禁用。

7. 注意事项

(1)本品仅供外用,皮肤有急性炎症、破溃者慎用。

(2)如果出现严重刺激反应立即停药并予以适当治疗。症状消退后可重新恢复治疗,注意开始时用药次数要减少。

(3)本品不得用于眼睛周围或黏膜处。

(4)本品和有颜色物接触时,可能出现漂白或褪色现象。

8. 药物相互作用

本品与肥皂、清洁剂,含有过氧苯甲酰、雷锁辛、硫黄、维 A 酸等的制剂,或含有乙醇的制剂,药用化妆品等同用,会增加刺激或干燥作用。

9. 规格

(1)乳膏剂:0.25% ;5% ;10%。

(2)凝胶剂:0.25% ;5% ;10%。

(3)洗剂:5% ;10%。

二、皮肤抗真菌药

(一)联苯苄唑

1. 其他名称

白呋唑、苯苄咪唑。

2. 药理作用

本品为咪唑类外用抗真菌药,具有较强的抗真菌(如表皮癣菌属、酵母样菌、毛癣菌属、小孢子菌属、白色念珠菌和短小棒杆菌等)作用。

低浓度时抑制真菌的麦角固醇合成,使真菌细胞形成受阻;高浓度时与细胞膜磷脂发生特异性结合,使细胞膜结构及功能受损,最终杀灭真菌。另外,对革兰阳性球菌亦也有较强的抗菌作用。

3. 适应证

主要用于手足癣、体癣、股癣、花斑癣及皮肤念珠菌病等浅表皮肤真菌感染,短小杆菌引起的感染,念珠菌性外阴阴道炎。

4. 用法用量

(1)外用:涂敷患处,1 次/日,2~4 周为一疗程。

(2)阴道给药:于睡前将阴道栓放入阴道深处,1 次/日,一次 1 枚。

5. 不良反应

少数患者有局部红斑、瘙痒、皲裂、烧灼感或刺痛感,偶可发生接触性皮炎。

6. 禁忌

(1)对本品过敏者禁用。

(2)妊娠 2 个月内妇女及哺乳期妇女禁用。

7. 注意事项

(1)患处有糜烂、渗液和皲裂时慎用。

(2)避免接触眼睛和其他(如口、鼻等)黏膜。

8. 药物相互作用

尚不明确。

9. 规格

(1)溶液剂:25mL:0.25g。

(2)乳膏剂:15g:0.15g。

(3)阴道栓剂:150mg。

(二)阿莫罗芬

1. 药理作用

本品为吗啉的衍生物,是一种新型广谱局部抗真菌药,通过干扰真菌细胞膜中麦角固醇的生物合成,从而发挥抑菌及杀菌的作用。对皮肤癣菌、念珠菌、隐球菌、皮炎芽生菌、荚膜组织胞浆菌、申克孢子丝菌等有抗菌活性。

2. 适应证

(1)由皮肤真菌引起的皮肤真菌病,如足癣、股癣、体癣。

(2)皮肤念珠菌病。

(3)甲真菌病。

3. 用法用量

(1)皮肤真菌感染及皮肤念珠菌病:局部涂抹,每晚 1 次,临床症状消失后继续使用数日。2~6 周为 1 个疗程。

(2)甲真菌病:锉光病甲后均匀涂抹于患处,每周 1~2 次。指甲感染一般连用 6 个月,趾甲感染需连用 9~12 个月。

4. 不良反应

常见皮肤轻微烧灼感、瘙痒、红斑、脱屑,无须停药即可消失;另有渗出、水疱、疼痛、炎症、荨麻疹等。

5. 禁忌

（1）对本品过敏者禁用。

（2）孕妇及备孕的妇女禁用。

6. 注意事项

（1）只限于局部应用治疗浅表真菌感染。

（2）治疗甲真菌病期间，避免用指甲油或人工指甲。

7. 药物相互作用

尚不明确。

8. 规格

（1）乳膏剂：5g：0.25%。

（2）搽剂：2.5mL：125mg。

（三）舍他康唑

1. 其他名称

立灵奇。

2. 药理作用

本品是人工合成的咪唑类广谱抗真菌药，对皮肤真菌、酵母菌、念珠菌、曲霉菌有抑制和杀灭作用，对革兰阳性菌有较强抗菌作用。

3. 适应证

由皮真菌、酵母菌、念珠菌、曲霉菌引起的皮肤感染，如体癣、股癣、足癣。

4. 用法用量

每日 2 次，把药膏适量涂于患病的皮肤部位，一般连续用 28d。

5. 不良反应

极少数患者用药后可出现皮肤发红、瘙痒、烧灼感，停药后自行消失。

6. 禁忌

对本品过敏者禁用。

7. 规格

乳膏剂：10g：0.2g。

（四）二硫化硒

1. 其他名称

硫化硒、硒硫砂。

2. 药理作用

本品具有抗皮脂溢出作用，能抑制核分裂而造成表面细胞更替减少并促成角化；还具有一定的抗真菌、杀寄生虫作用。

3. 适应证

（1）去头屑及治疗皮脂溢出、头皮脂溢性皮炎、花斑癣。

（2）杀灭虱类寄生虫。

4. 用法用量

（1）治疗头皮屑和头皮脂溢性皮炎：先用肥皂清洗头发和头皮，取 5～10g 药液于湿发及头皮上轻揉至出泡沫,3~5min 后,用温水洗净,必要时可重复一次。每周 2 次,一个疗程2~4周,必要时可重复 1~2 个疗程。

(2)治疗花斑癣:洗净患处,根据病患面积取适量药液涂抹(一般 10~30g),保留 10~30 分钟后用温水洗净。每周 2 次,一个疗程 2~4 周,必要时可重复 1 个或 2 个疗程。

5. 不良反应

偶可引起接触性皮炎、头发或头皮干燥、头发脱色。

6. 禁忌

(1)皮肤有炎症、水疱、糜烂、渗出液部位禁用。

(2)外生殖器部位禁用。

(3)对本品过敏者禁用。

7. 注意事项

(1)在染发、烫发后 2d 内不得使用本品。

(2)头皮用药后应完全冲洗干净,以免头发脱色。

(3)避免接触眼睛和其他(如口、鼻等)黏膜。

(4)不要用金属器件接触药液。在使用本品时,所有首饰、发夹及其他金属物品均应除去。

(5)用药部位如有烧灼感、红肿等情况应停药,并将局部药物洗净,必要时向医师咨询。

(6)本品有剧毒,切忌口服,使用本品后,应仔细洗手。

8. 药物相互作用

尚不明确。

9. 规格

洗剂:50mL:1.25g;100mL:2.5g;120mL:3g。

(五)环吡酮胺

1. 其他名称

环吡司胺、环吡酮。

2. 药理作用

本品为合成的抗真菌药环吡酮和乙醇胺结合而成的盐,用于局部真菌感染,主要通过改变真菌细胞膜的完整性,引起细胞内物质外流,并阻断蛋白质前体物质的摄取,导致真菌细胞死亡。

对皮肤癣菌、酵母菌、霉菌等具有较强的抑菌和杀菌作用,渗透性强;对各种放线菌、革兰阳性和革兰阴性菌及支原体、衣原体、毛滴虫等也有一定抑制作用。

3. 适应证

用于浅部皮肤真菌感染,如体、股癣,手、足癣(尤其是角化增厚型),花斑癣,亦可用于皮肤和外阴阴道念珠菌感染及甲真菌病。

4. 用法用量

(1)一般用法:外用,取本品适量涂于患处,2 次/日,4 周为一个疗程。

(2)甲真菌病:先用温水泡软甲板,尽可能把病甲削薄,将药膏用胶布固定在患处,第 1 月隔天 1 次,第 2 月每周 2 次,第 2 月每周 1 次,至痊愈止,一般需 3~6 个月。

5. 不良反应

偶见局部发红、瘙痒、刺痛感或烧灼感等刺激症状,偶可发生接触性皮炎。

6. 禁忌

(1)对本药过敏者禁用。

(2)儿童禁用。

7. 注意事项

(1)避免接触眼睛,不得内服。

(2)涂药部位如有烧灼感、瘙痒、红肿等,应停止用药,洗净。

(3)美国 FDA 对本药的妊娠安全性分级为 B 级。

8. 药物相互作用

一般应避免与其他外用皮肤制剂合用,尤其禁止与其他外用抗真菌药合用。

9. 规格

(1)溶液剂:10mL:0.1g。

(2)软膏:10g:0.1g;10g:0.15g。

(3)甲涂剂:10mL:0.8g。

(六)吡硫翁钠

1. 药理作用

本品为吡啶硫酮类广谱抗真菌药,对多种皮肤癣菌、酵母菌、白色念珠菌等致病菌有较强的抑制和杀灭作用;同时对大肠杆菌、痢疾杆菌、伤寒杆菌、弗氏志贺菌等也有很强的抗菌效力。

2. 适应证

用于手癣、足癣、体癣、股癣等真菌感染引起的各种皮肤癣症的治疗。

3. 用法用量

外用,涂抹患处,2~3 次/日。

4. 不良反应

偶见局部发红、瘙痒、刺痛感或烧灼感等刺激症状,偶可发生接触性皮炎。

5. 禁忌

对本品过敏者禁用。

6. 注意事项

仅供外用,不得内服。

7. 药物相互作用

尚不明确。

8. 规格

软膏剂:10g:10mg。

第二节　角质溶解药

一、银屑病用药

(一)阿维 A

1. 其他名称

阿维 A 酸。

2. 药理作用

本品为视黄醛类药物,阿维A酯的活性代谢产物,具有促进表皮细胞分化和增殖等作用,但其对银屑病及其他角化性皮肤病的作用机制尚不清楚。

3. 适应证

(1)严重的银屑病:包括红皮病型银屑病、脓疱型银屑病等。

(2)其他角化性皮肤病:如先天性鱼鳞病、毛发红糠疹、毛囊角化病等。

4. 用法用量

本品个体差异较大,剂量需要个体化,以达到最佳疗效和减少不良反应。

(1)银屑病:开始治疗时为一次25mg或30mg,每日1次,进主食时服用。如用药4周未达满意疗效,且无毒性反应,最大剂量可逐渐增至60～75mg/d。治疗开始有效后,可给予20～30mg/d维持剂量。皮损充分消退后,应停药;如复发,可按初始治疗方法再治疗。

(2)其他角化性皮肤病:剂量为10mg/d,最大剂量为50mg/d。

5. 不良反应

本品主要和常见的不良反应为维生素A过多综合征样反应,主要表现如下。

(1)皮肤:瘙痒、感觉过敏、光过敏、红斑、干燥、鳞屑、甲沟炎等。

(2)黏膜:唇炎、鼻炎、口干等。

(3)眼:眼干燥、结膜炎等。

(4)肌肉骨骼:肌痛、背痛、关节痛、骨质增生等。

(5)神经系统:头痛、步态异常、颅内压升高、耳鸣、耳痛等。

(6)其他:疲劳、厌食、食欲减退、恶心、腹痛等。

(7)实验室异常:可见谷草转氨酶、谷丙转氨酶、碱性磷酸酶、三酰甘油、胆红素、尿酸、网织红细胞等短暂性轻度升高;也可见高密度脂蛋白、白细胞及磷、钾等电解质降低。继续治疗或停止用药,改变可恢复。

6. 禁忌

(1)孕妇、哺乳期妇女及两年内有生育愿望的妇女禁用。

(2)对本品或其他维A酸类药物过敏者禁用。

(3)严重肝肾功能不全者、高脂血症者、眼干燥、结膜炎、骨质增生、维生素A过多症或对维生素A及其代谢物过敏者禁用。

7. 注意事项

(1)育龄妇女在开始用阿维A治疗前2周内,必须进行血液或尿液妊娠试验,确认妊娠试验为阴性后,在下次正常月经周期的第2天或第2天开始用阿维A治疗。在开始治疗前,治疗期间和停止治疗后至少2年内,必须使用有效的避孕方法。治疗期间,应定期进行妊娠试验,如妊娠试验为阳性,应立即与医生联系,共同讨论对胎儿的危险性及是否继续妊娠等。美国FDA对本药的妊娠安全性分级为X级。

(2)在用阿维A治疗期间或治疗后2个月内,应避免饮用含乙醇的饮料,并忌酒。

(3)在服用阿维A前和治疗期间,应定期检查肝功能。若出现肝功能异常,应每周检查。若肝功能未恢复正常或进一步恶化,必须停止治疗,并继续监测肝功能至少2个月。

(4)对有脂类代谢障碍、糖尿病、肥胖症、酒精中毒的高危患者和长期服用阿维A的患者,必须定期检查血清胆固醇和三酰甘油。

(5)对长期服用阿维A的患者,应定期检查有无骨异常。

(6)正在服用维A酸类药物治疗及停药后2年内,患者不得献血。

(7)治疗期间,不要使用含维生素A的制剂或保健食品,要避免在阳光下过多暴露。

8. 药物相互作用

(1)本品不宜与四环素、甲氨蝶呤、苯妥英、维生素A及其他维A酸类药物同服。

(2)本品可干扰去氧孕烯、炔雌醇、依托孕烯、去甲基孕酮、炔诺酮等药的避孕效果。

(3)与主食同服炔雌醇、依托孕烯、去甲基孕酮,可增加本品吸收。

9. 规格

胶囊剂:10mg。

(二)地蒽酚

1. 其他名称

蒽三酚、蒽林。

2. 药理作用

本品通过抑制酶代谢,降低增生表皮的有丝分裂活动,使表皮细胞生成速度和皮肤角化速度恢复正常,缩小和消退皮损。外用后能通过皮肤少量吸收。

3. 适应证

主要用于寻常型斑块状银屑病、斑秃等。

4. 用法用量

(1)浓度递增疗法:开始治疗时,使用低浓度至少5d,待皮肤适应后,再增加浓度,递增浓度从0.05%、0.1%、0.25%、0.5%、0.8%、1%～3%。门诊患者可每日1次治疗,入睡前涂药,第二天清晨用肥皂洗去,白天涂润肤剂以保持皮肤润滑。住院患者可每日早晚两次治疗,每次治疗前进行焦油浴可增加疗效。

(2)短程接触疗法:经不同浓度和接触时间的试验,发现以3%浓度为终剂量,作用20min后洗去,每日治疗1次,为最佳浓度和接触时间。低浓度、短程接触疗法,即用0.1%软膏作用5～20min或用1%软膏作用5min然后用肥皂洗去,均可产生足够的抗银屑病活性,而且不良反应最小。所以对于静止期皮损,更适用该疗法。对于大的持久性皮损,可用较高浓度治疗,开始可用1%软膏,每日1次,持续10～20min用肥皂洗去,以后逐步延长持续时间至30、40和60min,直至出现轻度红斑。

(3)联合疗法:地蒽酚可与其他药物或疗法联合应用。经典联合应用是地蒽酚与UVB联合应用或与焦油浴和UVB联合应用。短程接触疗法与UVB联用可显著延缓复发并能减轻红斑刺激的症状。与焦油联合应用,比单用地蒽酚刺激性小,而且不影响其抗银屑病活性。对于较厚的皮损,可先用角质溶解剂处理,然后应用地蒽酚。当皮损消退后,酌情维持治疗。

5. 不良反应

(1)主要的不良反应是对皮肤有刺激作用,引起发红、灼热、瘙痒等症状。

(2)指甲可染为红褐色,并使衣物黄染。

6. 禁忌

(1)对本品过敏者禁用。

（2）急性皮炎、有糜烂或渗出的皮损部位及面部、外生殖器、皱褶部位禁用。

（3）进展期脓疱型银屑病禁用。

7. 注意事项

（1）避免接触眼和其他黏膜，接触眼睛后能发生严重结膜炎、角膜炎或角膜浑浊。

（2）本品可将皮肤、头发、衣服、床单、浴缸染色。本品所造成的皮肤染色可外用水杨酸软膏，在 2～3 周内即可去除。

（3）肝功能障碍者慎用。

8. 药物相互作用

（1）与皮质类固醇激素联合应用，可减轻地蒽酚的刺激性，并缩短皮损的清除期，但由于皮质类固醇激素较高的复发率及可引起脓疱型银屑病反跳，所以地蒽酚与皮质类固醇激素的联合应用值得斟酌。

（2）与尿素联合应用，尿素能增加药物透皮吸收，可降低地蒽酚的使用浓度，从而减轻对皮肤的炎症刺激。

（3）水杨酸可防止地蒽酚被氧化为蒽酮而具有保护地蒽酚的作用。

（4）碱性的胺能通过促进地蒽酚氧化而使其失活。短程接触治疗后，再涂以脂溶性胺可抑制存留在角质层中的地蒽酚所引起的炎症反应。

（5）与内服具有光敏性（例如四环素、氟喹诺酮、酚噻嗪、磺胺）的药物共用，能引起光敏感反应。

（6）与硅油合用比单用本品刺激性小，且不影响本品抗银屑病活性。

9. 规格

（1）软膏剂:0.05% ;0.1% ;0.25% ;0.5% ;1% ;2% ;3% 。

（2）蜡棒剂:0.3% ;1% 。

（三）他卡西醇

1. 其他名称

他骨化醇。

2. 药理作用

为活性维生素 D_3 衍生物，能抑制皮肤角质形成细胞的过度增生和诱导其分化，从而使银屑病表皮细胞的增生及分化异常得以纠正。局部应用本品 2～3 周后开始发挥作用。

3. 适应证

外用于寻常性银屑病。

4. 用法用量

涂患处,2 次/日。有效后可减少为 1 次/日。

5. 不良反应

偶见皮肤瘙痒、发红、刺激、微痛、接触性皮炎及皮肤肿胀。

6. 禁忌

对本品过敏者禁用。

7. 注意事项

（1）不宜全身大面积、长期使用。

（2）避免涂于眼角膜、结膜上。

（3）大量涂搽有引起血清钙升高的可能性。

（4）老人、孕妇、哺乳期妇女及婴幼儿慎用。

8. 药物相互作用

（1）本品不抑制表皮生长因子受体，与地蒽酚、维A酸及糖皮质激素局部合用，可增加疗效。

（2）与维生素D及其衍生物合用可能使血清钙升高。

9. 规格

软膏剂：0.0002%。

（四）卡泊三醇

1. 其他名称

钙泊三醇。

2. 药理作用

维生素D的类似物，药效学性质与维生素D_3活性代谢物骨化三醇相似，能抑制皮肤细胞（角朊细胞）增生和诱导其分化，从而使银屑病皮损的增生和分化异常得以纠正。

3. 适应证

寻常性银屑病。

4. 用法用量

将本品少量涂于患处皮肤，每日2次。某些患者在生效后减少用药次数仍可维持疗效。本品仅供外用，每周用药不超过100g。

5. 不良反应

少数患者用药后可能有暂时性局部刺激，极少数患者可能发生面部皮炎。

6. 禁忌

（1）对本品过敏者禁用。

（2）钙代谢性疾病者禁用。

7. 注意事项

（1）不宜用于面部、眼部及其他黏膜部位。

（2）涂药后应小心洗去手上残留之药物。

（3）不宜全身大面积、长期使用。

（4）美国FDA对本药的妊娠安全性分级为C级。

8. 药物相互作用

禁止与水杨酸制剂合用。

9. 规格

软膏剂：15g：0.75mg。

（五）他扎罗汀

1. 其他名称

乙炔维甲酸、乙炔维A酸。

2. 药理作用

本品为皮肤外用的维生素A酸类的前体药，具有调节表皮细胞分化和增殖以及减小炎症反应等作用。在动物和人体中通过快速的脱酯作用而被转化为他扎罗汀酸,该活性产物可相可选择性地与维 A 酸受体的 β 和 γ 亚型结合,但其治疗银屑病和寻常痤疮的确切机制尚不清楚。

3. 适应证

用于治疗寻常性斑块型银屑病及寻常痤疮。

4. 用法用量

(1)银屑病:外用,每晚临睡前半小时将适量本品涂于患处。用药前,先清洗患处,待皮肤干爽后,将药物均匀涂布于皮损上,形成一层薄膜。涂药后应轻轻揉搓,以促进药物吸收,之后再用肥皂将手洗净。

(2)痤疮:清洁面部,待皮肤干爽后,取适量涂于患处,形成一层薄膜,每日 1 次,每晚用药。

5. 不良反应

(1)银屑病:本品外用后,主要不良反应为瘙痒、红斑和灼热,少数患者有皮肤刺痛、干燥和水肿,有的出现皮炎、湿疹和银屑病恶化。

(2)寻常痤疮:用药后主要的不良反应有脱屑、皮肤干燥、红斑、灼热,少数患者(1% ~5%)出现瘙痒、皮肤刺激、疼痛和刺痛。

6. 禁忌

(1)孕妇、哺乳期妇女及计划妊娠妇女禁用。

(2)对本品或其他维 A 酸类药物过敏者禁用。

(3)急性湿疹类皮肤病患者禁用。

7. 注意事项

(1)育龄妇女在开始他扎罗汀乳膏治疗前 2 周内,必须进行血清或尿液妊娠试验,确认为妊娠试验阴性后,在下次正常月经周期的第 2 天开始治疗。在治疗前、治疗期间和停止治疗后一段时间内,必须使用有效的避孕方法。美国 FDA 对本药的妊娠安全性分级为 X 级。

(2)避免药物与眼、口腔和其他黏膜接触,并尽量避免药物与正常皮肤接触。如果与眼接触,应用清水彻底冲洗。

(3)如出现瘙痒等皮肤刺激作用,尽量不要搔抓,可涂少量润肤剂;严重时,停用本品或隔天使用一次。

(4)治疗期间,避免在阳光下过多暴露。

8. 药物相互作用

(1)患者在同时服用具有光敏性药物时(如四环素类、氟喹诺酮类、吩噻嗪类、磺胺类药)应谨慎,因为该类药物增加光敏性。

(2)应避免同时使用能使皮肤变干燥的药物和化妆品。

9. 规格

(1)凝胶剂:15g:7.5mg;30g:15mg。

(2)乳膏剂:15g:15mg;30g:30mg。

二、痤疮用药

(一)维 A 酸

1. 其他名称

维甲酸、维生素 A 酸、维生素甲酸。

2. 药理作用

(1)本品显著的药理活性之一是诱导表皮增生,使颗粒层和棘细胞层增厚,受作用的表皮细胞可见到 DNA 合成和有丝分裂指数增加。另一个重要作用是在表皮细胞分化后期通过影响 K_1、K_{10} 角蛋白酶解,影响丝聚蛋白原至丝聚蛋白过程及交联包膜形成促进表皮颗粒层细胞向角质层分化。维 A 酸可显著抑制实验性粉刺生成,通过调节毛囊皮脂腺上皮角化异常过程去除角质栓,从而起到防止及消除粉刺皮损作用。

(2)本品可影响黑色素细胞的黑色素生成,对酪氨酸羟化酶、多巴氧化酶及二羟基吲哚氧化酶等三型催化酶活性都有抑制作用,从而减少黑色素形成,减轻皮肤色素沉着。维 A 酸对正常人黑色素细胞酪氨酸酶活性和黑色素成分无影响。

(3)当皮肤发生生理性老化或受药物、紫外线辐射及创伤伤害时,维 A 酸可纠正或预防有害因素对真皮结缔组织生化成分及形态结构引起的异常,刺激皮肤细胞外基质蛋白合成,在真皮上部加速形成新的结缔组织带,并可提高伤口部位的张力强度。维 A 酸对正常皮肤胶原合成无影响。

(4)维 A 酸对白细胞趋化有抑制活性,从而起到抗炎作用。

3. 适应证

用于寻常痤疮、扁平苔藓、黏膜白斑、毛发红糠疹、毛囊角化病及银屑病的辅助治疗;还可用于治疗多发性寻常疣以及角化异常的各种皮肤病,如鱼鳞病、毛囊角化症等。

4. 用法用量

(1)口服 2~3 次/日,一次 10mg。

(2)外用寻常痤疮,每晚 1 次,于睡前将药轻轻涂于患处;银屑病、鱼鳞病等皮疹位于遮盖部位的可 1~3 次/日。用毕应洗手。

5. 不良反应

(1)本品内服可产生头痛、头晕、肌肉关节疼痛、唇炎、结膜炎、甲沟炎、脱发、高血脂、口干、脱屑等不良反应,控制剂量,或同时服用谷维素、维生素 B_1、维生素 B_6 等药物,可使头痛等反应减轻或消失。

(2)外用本品可能会引起皮肤刺激症状,如烧灼感、红斑及脱屑,可能使皮损更明显,但同时表明药物正在起作用,不是病情的加重。皮肤多半可适应及耐受,刺激现象可逐步消失。若刺激现象持续或加重,可间歇用药,或暂停用药。

6. 禁忌

(1)哺乳期妇女及孕妇禁用。

(2)急性或亚急性皮炎、湿疹类皮肤病患者禁用。

(3)对本品任何成分过敏者禁用。

(4)严重肝肾功能损害者禁用。

7. 注意事项

(1)本品有致畸性,育龄妇女及其配偶在口服本品前 2 个月、服药期间及服药后 1 年内应严格避孕。

(2)不宜使用于皮肤皱褶部位。

(3)用药期间勿用其他可导致皮肤刺激及破损的药物、化妆品或清洁剂,以免加重皮肤反应,导致药物吸收增加,引起系统不良反应。

(4)日光可加重维 A 酸对皮肤的刺激,导致维 A 酸分解。动物实验提示维 A 酸可增强紫外线致癌能力。因此本品最宜在晚间及睡前应用,治疗过程应避免日晒,或采用遮光措施。

(5)本品不宜大面积应用,每日用量不应超过20g。

(6)因本品有引起严重刺激和脱屑的可能,开始可采取隔天或每2天用药一次的治疗方案,最好先采用浓度低的制剂,待耐受后再改用较高浓度的制剂。

8. 药物相互作用

(1)与肥皂、清洁剂、含脱屑药制剂(如过氧苯甲酸、雷琐辛、水杨酸、硫黄)、含乙醇制剂(如剃须后搽洗剂)、异维 A 酸等共用,可加剧皮肤刺激或干燥。

(2)与光敏性药合用有增加光敏性的危险。

(3)避免与维生素 A 及四环素同服。

9. 规格

(1)片剂:5mg;10mg;20mg。

(2)乳膏剂、霜剂、凝胶剂:10g:2.5mg;10g:5mg;10g:10mg。

(3)外用溶液:0.05%。

(二)异维 A 酸

1. 其他名称

13-顺维甲酸。

2. 药理作用

本品是维 A 酸的旋光异构体,内服用于治疗痤疮时具有缩小皮脂腺组织,抑制皮脂腺活性,减少皮脂分泌,减轻上皮细胞角化及毛囊皮脂腺口的角质栓塞,并抑制痤疮丙酸杆菌的生长繁殖。

局部使用时,可以诱导表皮细胞增生,促进表皮颗粒层细胞向角质层分化,通过调节毛囊皮脂腺上皮角化异常过程去除角质栓,起到防治及消除粉刺皮损作用。

3. 适应证

用于重度难治性结节性痤疮。由于使用异维 A 酸后有明显的不良反应,故应该在其他常规治疗(包括系统性抗生素治疗)无效时才能考虑。

4. 用法用量

(1)外用:取少量涂于患处,每日 1~2 次,6~8 周为一个疗程。用药前应清洁患处皮肤,等其干燥后再用药。

(2)口服:开始量为 0.5mg/(kg·d),4 周后改用维持量,按 0.1~1mg/(kg·d)计,视患者耐受情况决定,但不得超过1mg/(kg·d),饭间或饭后服用,用量大时分次服,一般 16 周为一疗程。如需要,停药8周后,再进行下一疗程。

5. 不良反应

(1)外用可能会出现烧灼感或轻中度刺激感,也可能出现发红或脱皮现象,这些反应在停药后可能会消失。如果刺激感持续并很严重,需停止用药。

(2)口服时有下列不良反应

①常见的不良反应包括口唇及皮肤干燥、唇炎、脱屑、瘙痒、疼痛、皮疹、皮肤脆性增加、掌跖脱皮、瘀斑,还可出现继发感染等。

②结膜炎、角膜浑浊、视物障碍、视盘水肿、头痛、头晕、精神症状、良性颅压增高。

③毛发疏松、指(趾)甲变软。

④骨质疏松、肌肉无力、疼痛、胃肠道症状、鼻衄等。

⑤妊娠期服药可导致自发性流产及胎儿发育畸形。

⑥实验室检查可引起血沉快、肝酶升高、血脂升高、血糖升高、血小板下降等。

上述不良反应大多为可逆性,停药后可逐渐得到恢复。不良反应的轻重与本药的剂量大小、疗程长短及个体耐受性有关。

6. 禁忌

(1)妊娠或即将妊娠的妇女禁用。

(2)哺乳期妇女、肝肾功能不全、维生素 A 过量及高脂血症患者禁用。

(3)对本品任何成分过敏者禁用。

(4)有皮肤上皮细胞肿瘤(皮肤癌)个人史或家族史的患者禁用。

(5)破损、湿疹样或太阳灼伤区皮肤禁用。

7. 注意事项

(1)本品有致畸作用,育龄期妇女及其配偶服药期间及服药前、后 2 个月避孕。

(2)用药期间及停药后 2 个月内不得献血。

(3)避免太阳光及紫外线过度照射。

(4)糖尿病、肥胖症、酗酒及高脂血症、脂质代谢紊乱者慎用。

(5)治疗初期痤疮症状或许有短暂性加重现象,若无其他异常情况,可在严密观察下继续用药,不宜同时服用其他角质分离剂或表皮剥脱性抗痤疮药。

(6)服药期间应定期做血常规、尿常规、血脂、肝功能等检查。

(7)嘴唇、口、眼或其他黏膜部位以及鼻角处、皮肤皱褶处避免使用。

8. 药物相互作用

(1)与四环素类抗生素合用,可导致假脑瘤产生而引起良性颅压升高,临床表现为伴有头痛的高血压、眩晕和视觉障碍。

(2)与维生素 A 同时使用,可产生与维生素 A 超剂量时相似的症状。

(3)与卡马西平同时应用,可导致卡马西平的血药浓度下降。

(4)与华法林同时使用,可增强华法林的治疗效果。

(5)与甲氨蝶呤同时使用,可因甲氨蝶呤的血药浓度增加而增加对肝的损害。

(6)使用本品治疗期间,其他局部治疗粉刺的药物应慎用,特别是含有剥脱剂(如过氧化苯甲酰)或具有剥脱作用的清洁剂的药品。

(7)与光敏性药物合用,可加剧光敏性作用。

9. 规格

(1)胶囊剂、胶丸剂:5mg;10mg。

(2)凝胶剂:10g:5mg。

（三）维胺酯

1. 其他名称

维甲酰胺。

2. 药理作用

本品为维 A 酸衍生物,结构式近似全反式维 A 酸,作用机制与 13-顺维 A 酸及芳香维 A 酸较相似,但不良反应较全反式维 A 酸轻。口服具有调节和控制上皮细胞分化与生长,抑制角化,减少皮脂分泌,抑制角质形成细胞的角化过程,使角化异常恢复正常,抑制痤疮丙酸菌的生长,并有调节免疫及抗炎作用;还具有除皱褶、减轻色斑、增加皮肤弹性作用。

3. 适应证

用于治疗中重度痤疮,对鱼鳞病、银屑病、苔藓类皮肤病及某些角化异常性皮肤病也有一定疗效。

4. 用法用量

（1）口服:按每日 1～2mg/kg 计算,成人每次 25～50mg,一日 2～3 次。治疗痤疮疗程为 6 周,治疗脂溢性皮炎疗程为 4 周。

（2）外用:涂搽患处,一日 1 次,宜夜间使用。

5. 不良反应

（1）常见的不良反应包括皮肤干燥、脱屑、瘙痒、皮疹、脆性增加、掌跖脱皮、瘀斑、继发感染等;口腔黏膜干燥、疼痛、结膜炎、角膜浑浊、视觉障碍、视盘水肿、头痛、头晕、精神症状、抑郁、良性颅压增高;骨质疏松、肌肉无力、疼痛、胃肠道症状、鼻衄等。

（2）妊娠期服药可导致自发性流产及胎儿发育畸形。

（3）实验室检查可引起血沉快、肝酶升高、血脂升高、血糖升高、血小板减少等。不良反应的轻重与本药的剂量大小、疗程长短及个体耐受有关。轻度不良反应可不必停药,或减量使用,重度不良反应立即停药,并做相应处理。

6. 禁忌

（1）孕妇及哺乳期妇女禁用。

（2）对本品过敏者禁用。

（3）重症糖尿病、脂质代谢障碍、维生素 A 过量者禁用。

（4）肝肾功能严重不全者禁用。

7. 注意事项

（1）本品有强致畸性,女性患者服药期间及停药后半年内严禁怀孕。

（2）禁止与维生素 A 同服。

（3）酗酒者慎用。

（4）避免强烈日光或紫外光过度照射。

（5）不宜用于急性和亚急性皮炎、湿疹类皮肤病及皮肤皱褶部位。

（6）避免接触眼和黏膜。

8. 药物相互作用

（1）与四环素类抗生素合用时,可导致假性脑瘤引起颅压增高、头痛和视力障碍。

(2)与维生素 A 合用时,可产生维生素 A 过量的相似症状。

(3)与甲氨蝶呤合用时可使甲氨蝶呤的血药浓度增加而加重肝的毒性。

9. 规格

(1)胶囊剂、胶丸剂:25mg。

(2)乳膏剂:每 100g 含维胺酯 3g、维生素 E5g。

(四)阿达帕林

1. 药理作用

类似维 A 酸,具有抑制角质形成细胞过度增生作用,还具有抗炎作用,可抑制中性粒细胞趋化因子,并抑制花生四烯酸酯氧化酶的作用而减少白三烯形成。本品很少经皮吸收,对光和氧的稳定性较强。

2. 适应证

用于以粉刺、丘疹和脓疱为主要表现的寻常型痤疮的治疗。亦可用于治疗面部、胸和背部的痤疮。

3. 用法用量

睡前清洗患处,待干燥后涂搽适量,注意避免接触眼、嘴唇。

4. 不良反应

主要不良反应为皮肤刺激性,减少用药次数或停药后可恢复。

5. 禁忌

(1)对本药过敏者禁用。

(2)孕妇及哺乳期妇女禁用。

6. 注意事项

(1)本品不得用于皮肤破损处(割伤、摩擦伤),亦不得应用于十分严重的痤疮患者,或有湿疹样的皮肤创面。

(2)不能同时使用乙醇或香水。

(3)用药期间避免过度日晒。

(4)避免将本品涂抹于眼、口腔、鼻黏膜及其他黏膜组织。

7. 药物相互作用

(1)不宜与含硫、雷锁辛或水杨酸制剂合用。

(2)不宜与其他有相似作用机制的药物(如维 A 酸)及磨砂膏、脱皮剂等合用。

8. 规格

凝胶剂:15g:15mg;30g:30mg。

第三节　外用肾上腺皮质激素类药

一、卤米松

(一)其他名称

氟氯米松、卤甲松、卤美他松、卤米松-水合物、氯二氟美松、三卤米他松。

（二）药理作用

强效含卤基的外用糖皮质激素类，具有良好的抗炎、抗表皮增生、抗过敏、收缩血管及止痒等作用。通过与甾体受体结合，可改变与病因相应的蛋白质的合成，或作用于炎症细胞及溶酶体，调节炎症反应。

（三）适应证

对肾上腺糖皮质激素类药治疗有效的非感染性炎症性皮肤病，如脂溢性皮炎、接触性皮炎、异位性皮炎、局限性神经性皮炎、钱币状皮炎和寻常型银屑病。

（四）用法用量

以薄层涂于患处，依症状每日 1～2 次，并缓和涂搽；如有需要，可用多孔绷带包扎患处，通常无须用密封性包扎。药效欠佳者或较顽固的患者，可改用短时的密封性包扎以增强疗效。对于慢性皮肤病（如银屑病或慢性湿疹），使用本品时不应突然停用，应交替换用润肤剂或药效较弱的另一种皮质类固醇，逐渐减少本品用药剂量。

（五）不良反应

（1）偶发用药部位刺激性症状，如烧灼感、瘙痒。罕见皮肤干燥、红斑、皮肤萎缩、毛囊炎、痤疮或脓肿。如已发生严重的刺激性或过敏症状，应终止治疗。

（2）长期使用或用于大面积皮肤或使用密封性包扎，或用于例如面部、腋下等通透性高的皮肤部位，可能发生萎缩纹、萎缩性变化、出血、口周皮炎或玫瑰痤疮样皮炎、毛细血管扩张、紫癜及激素性痤疮。

（3）当大面积外用或使用密封性包扎（尤其用于新生儿或幼儿）时，皮质类固醇进入血液循环能产生全身性作用（特别是肾上腺功能暂时性抑制），但是突然停药，可继发急性肾上腺功能不全。

（六）禁忌

（1）对本品过敏者禁用。

（2）细菌和病毒性皮肤病（如水痘、脓皮病、接种疫苗后、单纯疱疹、带状疱疹）、真菌性皮肤病、梅毒性皮肤病变、皮肤结核病、玫瑰痤疮、口周皮炎、寻常痤疮患者禁用。

（七）注意事项

（1）无论患者的年龄大小，均应避免长期连续使用，密封性包扎应限于短期和小面积皮肤。如特殊需要大剂量使用本品，或应用于大面积皮肤，或使用密封性包扎，或长期使用，应对患者进行定时的医疗检查。

（2）慎用于面部或擦烂的部位（例如腋下），且只能短期使用。

（3）大面积皮肤使用密封性包扎时（尤其是在儿科），如果用药皮肤发生了感染，应立即加用合适的抗菌药治疗。

（4）本品不能与眼结膜或黏膜接触。

（八）药物相互作用

尚不明确。

（九）规格

软膏剂、乳膏剂、霜剂：0.05%。

二、糠酸莫米松

（一）其他名称

糠酸莫美松。

（二）药理作用

本品为局部外用糖皮质激素类，具有抗炎、抗过敏、止痒及减少渗出作用。作用强，其不良反应并不随强度而成比例增加。

（三）适应证

用于湿疹、神经性皮炎、异位性皮炎及皮肤瘙痒症。

（四）用法用量

局部外用。取本品适量涂于患处，每日1次。不应封闭敷裹。

（五）不良反应

（1）使用本品的局部不良反应极少见，如烧灼感、瘙痒、刺痛和皮肤萎缩等。

（2）长期大量使用皮质激素类药物，可造成的不良反应有刺激反应、皮肤萎缩、多毛症、口周围皮炎、皮肤浸润、继发感染、皮肤条纹状色素沉着等。

（六）禁忌

对本品过敏者禁用。

（七）注意事项

（1）不得用于皮肤破溃处。

（2）孕妇及哺乳期妇女慎用。

（3）婴幼儿、儿童和皮肤萎缩的老人，对本品更敏感，故使用时应谨慎。

（4）避免接触眼和其他黏膜（如口、鼻等）。

（5）用药部位如有烧灼感、红肿等情况应停药，并将局部药物洗净，必要时向医师咨询。

（八）药物相互作用

尚不明确。

（九）规格

软膏剂、乳膏剂、霜剂:0.1%。

三、哈西奈德

（一）其他名称

氯氟松、氯氟轻松、哈西缩松。

（二）药理作用

本品是人工合成的强效糖皮质激素类，其特点为抗炎作用强，局部应用不易引起全身性不良反应。

（三）适应证

接触性湿疹、异位性皮炎、神经性皮炎、局限性银屑病、硬化性萎缩性苔藓、扁平苔藓、盘状红斑狼疮、脂溢性皮炎（非面部）及肥厚性瘢痕。

（四）用法用量

外涂患处，每日早晚各1次。

（五）不良反应

（1）少数患者涂药部位的皮肤发生烧灼感、刺痛、暂时性瘙痒，长期应用可发生皮肤毛细血管扩张（尤其面部）、皮肤萎缩、萎缩纹（青少年易发生）、皮肤脆弱、多毛症、毛囊炎、粟丘疹、皮肤脱色、延缓溃疡愈合，封包法在皮肤皱褶部位容易继发真菌感染。

（2）经皮肤吸收多时，可发生全身性不良反应。

（六）禁忌

（1）对本药及肾上腺皮质激素类药过敏者禁用。

（2）由细菌、真菌、病毒和寄生虫引起的原发性皮肤病变、渗出性皮肤病、溃疡性病变、痤疮、酒渣鼻禁用。

（3）禁用于眼睑部（有引起青光眼的危险）。

（七）注意事项

（1）大面积大量用药或封包方式用药可使经皮肤吸收量多，发生全身反应，尤其是低龄儿童和婴幼儿，出现可逆性库欣综合征及生长迟缓，突然停药可出现急性肾上腺皮质功能不全。

（2）出现局部不耐受现象，应停药并寻找原因。

（3）警惕留在皮肤皱褶部位和尿布中的药物可被人体吸收。

（八）药物相互作用

尚未明确。

（九）规格

软膏剂、乳膏剂、溶液剂：0.1%。

四、复方倍氯米松樟脑乳膏

（一）药理作用

复方倍氯米松樟脑乳膏又称无极膏，是一种强效局部用糖皮质激素类，能减轻和防止组织对炎症的反应，从而减轻炎症的表现。其中所含的冰片有止痛消肿作用；薄荷脑局部应用时，有促进血液循环及消炎、止痒等作用，可用于消炎、止痒、止痛、减轻水肿等；水杨酸甲酯能透入皮肤而吸收。

（二）适应证

具有消炎、镇痛、止痒、抗菌、局部麻醉等作用。用于虫咬皮炎、丘疹性荨麻疹、湿疹、接触性皮炎、神经性皮炎、皮肤瘙痒等。

（三）用法用量

外用，涂于患处及周围，2~3次/日。

（四）不良反应

偶见轻度红斑、丘疹和皮肤瘙痒等刺激症状，若出现这些情况，应即停用。

（五）禁忌

对本品过敏者禁用。

（六）注意事项

（1）只限外用，避免与眼接触，严禁口服。

（2）在使用本品过程中,若出现红斑或皮肤过敏,应即停用。

（3）适用于无破损皮肤表面,忌用于皮肤损伤、糜烂或开放性伤口。

（七）药物相互作用

尚不明确。

（八）规格

软膏剂(10g)：薄荷脑 0.35g、合成樟脑 0.56g、水杨酸甲酯 0.3g、冰片 0.05g、麝香草酚 0.025g、丙酸倍氯米松 0.001g。

第四节　其他皮肤外用药

一、鬼臼毒素

（一）其他名称

足叶毒素、鬼臼酯素、鬼臼酸内酯。

（二）药理作用

本品是一种细胞毒性药物,活性成分为足叶草酯毒素。它容易穿过细胞膜,能抑制正常皮肤角质生成细胞的分裂增殖,抑制细胞对核苷酸的摄取和 DNA 的合成。外用时,通过抑制人乳头瘤病毒感染上皮细胞的分裂增殖,使其坏死脱落,起到治疗尖锐湿疣的作用。

（三）适应证

用于治疗生殖器或肛门周围的尖锐湿疣。

（四）用法用量

涂患处,一日 2 次,连续 2d,然后停药观察 4d。若疣体未见消退,可同法重复治疗,最多不超过 2 个疗程。

（五）不良反应

（1）对皮肤有较强的刺激性。

（2）本品涂在松脆、出血或未愈合创口部位,可引起肾衰竭、肝中毒。

（六）禁忌

（1）对本药过敏者禁用。

（2）孕妇及哺乳期妇女禁用。

（七）注意事项

（1）疣体直径大于 2cm 或病损巨大、范围广泛者不宜使用。

（2）外用和误服可引起严重系统性毒性作用,正常是可逆的,但亦有致死的可能。口服本品 300mg,即可致死。

（3）本品能透过胎盘,且有致畸作用。

（4）本品不能接触眼和其他黏膜。

（八）药物相互作用

尚不明确。

（九）规格

酊剂、软膏剂:0.5%。

二、咪喹莫特

（一）其他名称

咪喹莫德。

（二）药理作用

局部免疫调节剂。在体内外均能有效地诱导局部产生 α-干扰素、肿瘤坏死因子及细胞因子 IL-1、IL-6、IL-8、IL-10 等,从而产生抗病毒、抗增生及调节局部炎症反应的作用。

（三）适应证

用于治疗外生殖器或肛门周围的尖锐湿疣。

（四）用法用量

涂药前先将患处洗净、擦干,然后用棉签将本品均匀涂于疣体一层,保留 6～10h 后用清水将药物洗净。睡前涂抹,隔日 1 次,8～12 周为一疗程,最多不超过 16 周。

（五）不良反应

可出现皮肤烧灼感、色素减退、瘙痒、潮红、刺痛、红斑、溃疡、皮肤剥脱、水肿等,停药后可迅速恢复。局部轻度红斑者,不必停药可持续用药;如出现全身不适或较为明显的皮肤局部反应,应停药数次,待反应减轻后再继续用药。

（六）禁忌

对本品过敏者禁用。

（七）注意事项

(1)局部破损时不宜使用。

(2)不适用于尿道、阴道内、子宫颈和肛管内尖锐湿疣的治疗。

(3)用药期间避免性生活。

(4)美国 FDA 对本药的妊娠安全性分级为 B 级。

（八）药物相互作用

尚不明确。

（九）规格

乳膏剂:5%。

三、克罗米通

（一）其他名称

巴酰乙胺。

（二）药理作用

本品具有局部麻醉作用,可治疗各型瘙痒症,并有特异性杀灭疥螨作用,可作用于疥螨的神经系统,从而使疥螨麻痹死亡。另外,对链球菌和葡萄球菌的生长也有抑制作用。

（三）适应证

用于治疗疥疮、皮肤瘙痒及继发性皮肤感染。

（四）用法用量

（1）用于疥疮时，治疗前洗澡、擦干，用本品涂搽颈以下全身皮肤，特别是褶皱处、手足、指（趾）间、腋下和腹股沟，24h 后涂第 2 次，再隔 48h 后洗澡将药物洗去，穿上干净衣服，更换床单。配偶及家中患者应同时治疗。1 周后可重复 1 次。

（2）用于止痒时，局部涂于患处，每日 2 次。

（3）化脓性皮肤病，将患处用浸有本品的敷料覆盖。

（五）不良反应

可引起接触性皮炎，偶见过敏反应。

（六）禁忌

（1）对本品过敏者禁用。

（2）急性炎症性、糜烂性或渗出性皮肤损害者禁用。

（七）注意事项

（1）避免接触眼和其他黏膜。

（2）疥疮治疗期间不应洗浴，在完成治疗后再彻底清洗。与患者同居住的人应一起治疗。

（3）不能大面积用于婴儿及低龄儿童的皮肤。

（4）美国 FDA 对本药的妊娠安全性分级为 C 级。

（八）药物相互作用

尚不明确。

（九）规格

乳膏剂、洗剂、霜剂：10%。

四、林旦

（一）其他名称

丙体六六六。

（二）药理作用

本品与疥虫或虱体体表直接接触后，透过体壁进入体腔和血液，引起神经系统麻痹而致死，是杀灭疥虫的有效药物，亦有杀灭虱和虱卵的作用。

（三）适应证

用于疥疮和阴虱病。

（四）用法用量

1. 疥疮

自颈部以下将药均匀涂搽全身，无皮疹处亦需搽到，尤其应涂搽至皱褶部位。成人一次不超过 30g。擦药后 24h 洗澡，同时更换衣被和床单。首次治疗 1 周后，如未痊愈，可进行第 2 次治疗。

2. 阴虱病

剃去阴毛后涂擦本品，3~5 次/日。

（五）不良反应

（1）可有局部刺激症状，数日后消退。

（2）搽药后偶有头晕,1~2d 后消失。长期大量使用后,也可能由于药物经皮肤吸收后,对中枢神经系统产生较大的毒性作用,如癫痫发作等。

（3）少数患者可出现荨麻疹。

（六）禁忌

（1）对本品过敏者禁用。

（2）有癫痫病史者禁用。

（3）4 岁以下婴幼儿、孕妇及哺乳期妇女禁用。

（七）注意事项

（1）搽药前勿用热水和肥皂洗澡,以免增加吸收。

（2）避免眼和其他黏膜与药物接触。

（3）使用中若出现过敏或对中枢神经系统产生不良反应,应立即停药。

（4）勿用于皮肤破溃处。

（5）美国 FDA 对本药的妊娠安全性分级为 C 级。

（八）药物相互作用

尚不明确。

（九）规格

乳膏剂、霜剂:1%

五、聚甲酚磺醛

（一）其他名称

施比灵。

（二）药理作用

聚甲酚磺醛是由亚甲基连接的甲酚磺酸聚合物,其链长短不一。作用机制为:

（1）抗细菌、真菌和原虫感染;

（2）选择性作用于坏死组织和柱状上皮并使之变性,但对正常鳞状上皮无作用;

（3）通过使血浆蛋白凝固和显著的刺激血管收缩而起止血作用。聚甲酚磺醛具有广谱的抗菌作用,包括革兰阳性菌、革兰阴性菌和某些真菌,尤其值得一提的是对加德纳菌、厌氧菌和滴虫有效。本品无耐药性的报道。

（三）适应证

1. 妇科

用于治疗宫颈糜烂、宫颈炎、各类阴道感染(如细菌、滴虫和霉菌引起的白带增多)、外阴瘙痒及使用子宫托造成的压迫性溃疡、宫颈息肉切除或切片检查后的止血、尖锐湿疣及加速电凝治疗后的伤口愈合,还可用于乳腺炎的预防(乳头皲裂的烧灼)。

2. 外科与皮肤科

用于皮肤伤口与病变的局部治疗(如烧伤、肢体溃疡、压疮、慢性炎症等),能加速坏死组织的脱落、止血和促进愈合过程,也用于尖锐湿疣的治疗。

3. 耳鼻喉科

用于治疗口腔黏膜和齿龈的炎症、口腔溃疡及扁桃体切除后的止血。

（四）用法用量

1. 妇科

（1）溶液剂：用于阴道冲洗时，溶液应按 1:5 的比例以水稀释，而用于局部涂抹或敷贴时则无须稀释，通常敷贴每周进行 1～2 次。治疗前先彻底清洁宫颈及宫颈管，去除分泌物。为此可将浸有溶液的棉签插入宫颈管，转动数次取出，然后再将浸有药液的纱布块轻轻敷贴于病变组织，持续 1～3min。一般敷贴 1～2min 即可达到止血目的。

（2）阴道栓：每 1～2d 将一粒栓剂放入阴道，如果采用聚甲酚磺醛浓缩液病灶烧灼，则于两次烧灼间隔日放入一粒栓剂。为了使用方便，患者最好取仰卧位，先将栓剂用水浸湿，然后插入阴道深部，通常以晚间睡前用药为宜，配合使用卫生巾防止污染衣物和被褥。

2. 外科与皮肤科

终止伤口出血，可将浸有药液的纱布块压在出血部位 1～2min，止血后最好擦干残留药液。治疗局部烧伤、压疮和肢体溃疡也可采用同样的方法，以使其坏死组织易于脱落。口腔黏膜与牙龈的病变，在使用本品溶液治疗后必须彻底漱口。

（五）不良反应

用药后偶有局部刺激症状（如烧灼感或疼痛），通常可耐受并会很快消失。

（六）禁忌

（1）对本品过敏者禁用。

（2）孕妇及哺乳期妇女禁用。

（七）注意事项

（1）本品为外用药，切忌内服。

（2）本品应避免与眼接触。

（3）本品会加速和增强修复过程，如果用药后出现坏死组织从病灶处脱落，有时甚至是大片脱落，无须惊恐。

（4）经期停止治疗。治疗期间避免性生活。不要使用刺激性肥皂清洗患处。

（5）棉织物及皮革与该药液接触后，须在制剂未干前立即用水洗净。

（八）药物相互作用

聚甲酚磺醛只能局部应用，由于不能排除与其他药物的相互影响，故同一部位避免同时使用两种以上的药物。

（九）规格

阴道栓剂：90mg。

参考文献

[1] 葛洪. 新编临床药物学[M]. 长春:吉林科学技术出版社,2018.

[2] 郭勇,李政,陈霞玲,等. 临床药物治疗学[M]. 北京:科学技术文献出版社,2018.

[3] 张茂清. 现代药理学与药物治疗基础[M]. 长春:吉林科学技术出版社,2019.

[4] 刘平. 精编药理学与临床药物治疗[M]. 长春:吉林科学技术出版社,2019.

[5] 刘冰,毕艳华,李聃. 实用药物治疗学[M]. 长春:吉林科学技术出版社,2019.

[6] 季晖. 药理学[M]. 南京:东南大学出版社,2019.

[7] 李艳,李文娜. 药理学[M]. 武汉:华中科技大学出版社,2018.

[8] 闫倩倩,尹凤云,李云霞,等. 临床药物学[M]. 长春:吉林科学技术出版社,2017.

[9] 段红福,王媛媛,徐霄,等. 药物学基础与临床应用下[M]. 长春:吉林科学技术出版社,2017.

[10] 傅春升. 新编药物学[M]. 天津:天津科学技术出版社,2017.

[11] 韩淑兰. 临床药学实践[M]. 汕头:汕头大学出版社,2019.

[12] 王利霞,郭雄民,张胜尽,等. 现代药物临床应用精要[M]. 昆明:云南科技出版社,2018.

[13] 平丽红. 实用治疗药物学[M]. 长春:吉林科学技术出版社,2017.

[14] 孙金山. 精编药物学[M]. 上海:上海交通大学出版社,2018.

[15] 李敏. 药物学基础与临床应用[M]. 哈尔滨:黑龙江科学技术出版社,2018.

[16] 贺大伟,张哲,纪坤,等. 临床药物治疗学[M]. 天津:天津科学技术出版社,2018.

[17] 张秀峰. 临床药物治疗的安全应用[M]. 北京:科学技术文献出版社,2018.

[18] 刘宝枚,刘俊英,张颖娟,等. 临床药理与药物治疗应用[M]. 北京:科学技术文献出版社,2018.04.

[19] 刘克令,徐彬,吴丽娟,等. 现代药物学[M]. 北京:科学技术文献出版社,2017.05.

[20] 郭勇,李政,陈霞玲,等. 临床药物治疗学[M]. 北京:科学技术文献出版社,2018.

[21] 唐志刚. 现代药物临床应用精要[M]. 开封:河南大学出版社,2019.